Silvia von She

Heilende Harmonie

Heilende Harmonie

Die Magie der Yin Meditationen für Frauen mit Endometriose, PMS, Zyklusbeschwerden & Co.

Silvia von She

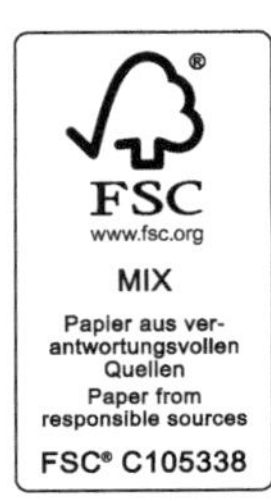

Bibliographische Informationen der Deutschen Nationalbibliothek:
Die Deutsche Nationalbibliothek verzeichnet diese Publikation in der Deutschen Nationalbibliographie; detaillierte Daten sind im Internet über http://dnd.d-nb.de abrufbar.

Verlag: BoD • Books on Demand GmbH, In de Tarpen 42, 22848 Norderstedt
Druck: Libri Plureos GmbH, Friedensallee 273, 22763 Hamburg

Heilende Harmonie-
Die Magie der Yin Meditationen für Frauen mit Endometriose, PMS, Zyklusbeschwerden & Co.
ISBN: 978-3-7597-6018-0
©2024 Alle Rechte liegen bei Silvia von She.

Buchsatz und Umschlaggestaltung: Silvia von She

Webseite: yonimagie.com
Instagram: @miss_yonimagie
E-Mail: kontakt@yonimagie.com

Für Dich.

*Mögest du in jedem Moment deines Lebens
das Vertrauen in deinen eigenen Körper haben und
die unendliche Liebe und Weisheit erkennen, die
in dir wohnt.*

*Du bist stark.
Du bist schön.
Du bist genug.*

Inhaltsverzeichnis

Weitere Anregungen zur fortführenden Vertiefung

Geschichten zum Träumen

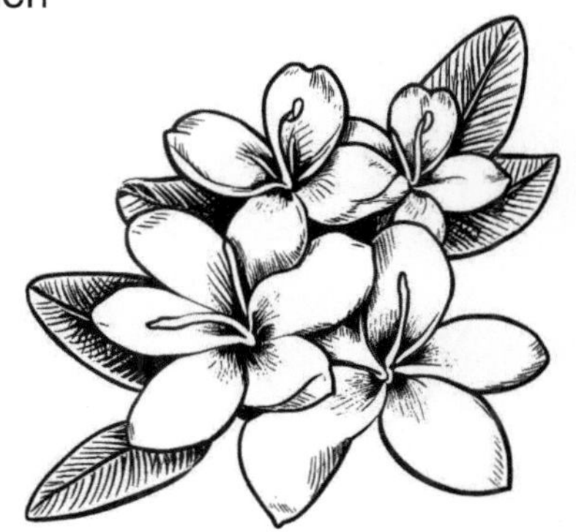

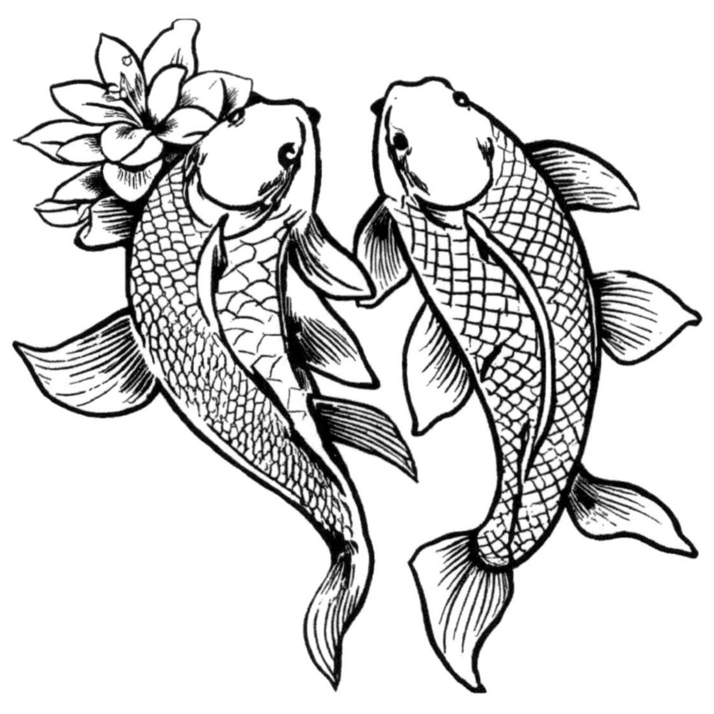

Die transformierende Kraft von Yin-Energie Meditationen nutzen

In der hektischen Welt von heute suchen immer mehr Frauen nach Wege, um Körper, Geist und Seele in Einklang zu bringen. Besonders für Frauen, die mit Endometriose oder Zyklusbeschwerden leben, kann dieser Prozess eine echte Herausforderung darstellen. Doch es gibt einen Weg, um diese Harmonie in sich zu finden: Yin-Energie Meditationen.

Warum speziell auf Endometriose und Menstruationsbeschwerden zugeschnittene Meditationen wichtig sind?

Endometriose ist eine Erkrankung, die nicht nur physische, sondern auch viele emotionale Herausforderungen mit sich bringt. Deshalb ist es entscheidend, dass die therapeutischen Maßnahmen darauf abgestimmt sind, diese einzigartigen Bedürfnisse zu adressieren. Yin-Energie Meditationen, also jene, die auf die Stärkung unserer weiblichen Energiequalitäten abzielen, bieten hier eine wirksame Unterstützung. Diese Yin Meditationen wirken auf mehreren Ebenen gleichzeitig. Sie helfen nicht nur, die körperlichen Symptome der Beschwerden nach und nach zu lindern, sondern unterstützen ganzheitlich auch die emotionale und mentale Bewältigung und fördern das allgemeine Wohlbefinden und die Freude am Leben.

Durch die tiefe Verbindung mit der eigenen weiblichen Energie können Frauen mit Endometriose neue Kraft schöpfen und ihre Selbstheilungskräfte aktivieren.

Das primäre Ziel dieses Buches ist es, betroffene Frauen und Mädchen dabei zu unterstützen, eine tiefere Verbindung mit sich selbst und ihrem Körper herzustellen. Es bietet:

- ein neues Körper- und Wohlfühlgefühl durch mehr Körperbewusstsein
- Methoden zur Entspannung, Stressabbau und Förderung des allgemeinen Wohlbefinden
- Strategien zur Stärkung der Selbstheilungskräfte und des Selbstvertrauens
- Wege, das Vertrauen in den eigenen Körper zurückzugewinnen und den Schlaf zu verbessern
- Ansätze zum Selbst-Empowerment und zur Entfaltung der weiblichen Urkraft
- meditative Techniken zur inneren Ausgeglichenheit und Befreiung von Scham- und Schuldgefühlen
- Praktiken zur Ausbalancierung der Chakren und Steigerung der Energie für die Alltagsbewältigung
- sowie Inspirationen für mehr Selbstliebe, Selbstakzeptanz und Lebensfreude.

Durch die Bereitstellung geführter Yin Meditationen möchte ich einen wertvollen Beitrag zur ganzheitlichen Frauengesundheit bieten. Sie laden dazu in, trotz Endometriose-Symptomen und Zyklusbeschwerden die heilsame Annahme des Körpers und das Bewusstsein für die eigene Weiblichkeit zu vertiefen. Mögen sie betroffene Frauen und Mädchen dabei liebevoll unterstützen, die zahlreichen Herausforderungen leichter zu bewältigen.

Alles Liebe und viel Freude beim Lesen, Hören und Anwenden wünscht dir Silvia von She.

Praktische Tipps und Ideen zur Integration in deinen Alltag

Eine achtsame und bewusste Integration der Yin-Energie Meditationen in deinen Alltag kann dir helfen, eine tiefere Verbindung zu deinem Körper und Geist aufzubauen und deinen individuellen Heilungsprozess zu unterstützen. Diese Meditationen bieten eine sanfte, doch kraftvolle Möglichkeit, inneren Frieden zu finden und deine Selbstheilungskräfte effektiv zu stärken. In diesem Kapitel möchte ich dir praktische Tipps und Ideen an die Hand geben, wie du diese Meditationen optimal in deinen täglichen Ablauf einbauen kannst. Diese Vorschläge reichen von einfachen Änderungen in deiner Routine bis hin zu außergewöhnlichen Ritualen, die dir helfen, die heilende Kraft der Meditationen voll auszuschöpfen.

Es ist wichtig, dass du dir erlaubst, ganz intuitiv zu wählen, was gerade der größte Beitrag für dich und deinen Körper ist. Du musst nicht jede Meditation strickt befolgen, sonders kannst flexibel und liebevoll auf deine eigenen Bedürfnisse eingehen. Nach jeder Meditationsanleitung findest du in diesem Buch Platz und Raum, um deine Erkenntnisse und Erfahrungen festzuhalten. Dies kann dir helfen, Muster zu erkennen und deinen persönlichen Heilungsweg bewusster zu gestalten.

Um dir die praktische Anwendung der Yin-Energie Meditationen zu erleichtern, habe ich verschiedene Meditationen als Audioaufnahmen bereitgestellt. Du findest den Link zu den Audiodateien am Ende des Buches. So hast du die Möglichkeit, die Meditationen jederzeit anzuhören, egal ob zu Hause, im Urlaub oder in deinem ganz persönlichen Meditationsraum. Ich lade dich ein, diese Audios als wertvolle Ergänzung zu den schriftlichen Anleitungen zu nutzen, um deine Meditationserfahrungen auf eine neue Ebene zu bringen.

Dreizehn praktische Tipps und Ideen

1. **Feste Zeiten einplanen:** Setze dir tägliche Meditationszeiten, am bestens morgens und abends, um eine Routine zu etablieren. Regelmäßigkeit kann dir helfen, eine tiefere Verbindung zu deinen inneren Prozessen aufzubauen. Beginne beispielsweise deinen Tag mit der in diesem Buch enthaltenen Yin-Morgen-Meditation, um in einen Zustand der inneren Ruhe und Ausgeglichenheit zu gelangen, bevor du dich den Herausforderungen des Tages stellst.

2. **Einladender Meditationsort:** Richte dir einen ruhigen und gemütlichen Platz ein, an dem du ungestört meditieren kannst. Ein kleiner Meditationsaltar mit Kerzen, Kristallen oder Bildern kann die Atmosphäre unterstützen und dich inspirieren. Füge deinem spirituellem Rückzugsort immer wieder mal neue Gegenstände hinzu, die dich inspirieren und an deine Heilungsabsichten erinnern.

3. **Kurze Meditationspausen:** Integriere kurze Meditationen in deinen Tagesablauf, z.B. während der Mittagspause oder vor dem Schlafengehen. Schon ein paar Minuten Achtsamkeit können einen großen Unterschied machen. Die geführten Yin-Meditationen in diesem Buch sind bewusst kürzer als gewöhnlich gehalten, um dich und dein Nervensystem schnell in einen heilsamen Zustand der Entspannung zu bringen.

4. **Atemübungen:** Beginne und beende die Meditationen immer mit einfachen Atemübungen, um dich zu entspannen und zu zentrieren. Ein tiefer, gleichmäßiger Atemzug kann Wunder bewirken, besonders während schmerzhafter Momente. Du kannst dazu einfach eine Hand auf dein Herz und die andere Hand auf deinen Unterbauch bzw. Schoßraum legen. Dies hilft dir, den Übergang von deiner Alltagsroutine in deinen inneren meditativen Raum sanft zu gestalten.

5. **Verbindung zur Natur:** Meditiere draußen in der Natur, wann immer es möglich ist. Die Verbindung zur Erde kann besonders heilend wirken und dir helfen, dich genährt und geerdet zu fühlen. Spür die natürlichen Elemente, den Boden unter deinen Füßen, lausche dem Gesang der Vögel und lass die Sonne deine Haut wärmen.

6. **Achtsamkeit im Alltag:** Übe Achtsamkeit in alltäglichen Aktivitäten wie Essen, Gehen oder Duschen. Dies holt dich aus dem Autopilot deines Unterbewusstseins heraus, lockert eingefahrene Denkmuster und fördert eine kontinuierliche meditative Haltung. Das hilft dir, präsenter zu sein.

7. **Meditations-Tagebuch:** Führe eine Tagebuch, in dem du deine Erfahrungen und Fortschritte festhältst. Dies kann dir helfen, deine inneren Prozesse zu reflektieren und deinen Heilungsweg zu dokumentieren. Weiter hinten im Buch findest du auch noch nützliche Journaling Prompts für deine Selbstreflexion.

8. **Selbstpflege-Rituale:** Kombiniere deine Lieblingsmeditationen mit Selbstpflegerituale wie warmen Bädern, Massagen oder Aromatherapie bzw. hochwertigen Duftölen, um die Entspannung zu vertiefen und dich ganzheitlich zu nähren.

9. **Körperliche Bewegung:** Ergänze deine Meditationspraxis mit sanften Bewegungsformen wie Yin Yoga oder Pilates, die deine Muskeln stärken und deine Flexibilität verbessern können, ohne deine Schmerzen zu verschlimmern.

10. **Klangheilung:** Erkunde die heilende Kraft von Klanginstrumenten wie Klangschalen oder Windspielen, um eine Umgebung der Entspannung und Harmonie zu schaffen, während du meditierst.

11. **Affirmationen:** Wiederhole positive Mantras und Affirmationen während deiner meditativen Praxis, um deine Gedankenmuster positiv zu verändern und deine Selbstheilungskräfte zu aktivieren. Zum Beispiel: „Ich bin voller Liebe und Mitgefühl für meinen Körper."

12. **Gemeinsame Meditationen:** Finde eine Meditationsgruppe oder Partnerinnen, um gemeinsam zu meditieren und dich auszutauschen. Die Gemeinschaft kann motivieren und dir zusätzliche Unterstützung bieten. Sei auch herzlich eingeladen, mir direkt zu schreiben und Feedback zu geben an kontakt@yonimagie.com. Lass es mich wissen, wie es dir mit den Meditationen und auf deiner Heilungsreise geht, wenn du weitere Ideen oder Unterstützung benötigst. Ich werde alle Nachrichten und Fragen zeitnah beantworten.

13. **Flexibilität bewahren:** Bleib flexibel und liebevoll mit dir selbst. Wenn du einmal eine Meditation „verpasst" oder vielleicht sogar dabei einschläfst, dann setze dich nicht unter Druck. Erlaube dir, intuitiv deinen eigenen Rhythmus zu finden und vor allem: hab Spaß dabei.

Durch die regelmäßige Praxis und Integration dieser Tipps in deinen Alltag kannst du die heilende Kraft der Yin-Energie Meditationen voll ausschöpfen und eine tiefere Verbindung zu deinem Körper, deiner einzigartigen Weiblichkeit und deiner inneren Stärke aufbauen. Nutze die bereitgestellten Seiten in diesem Buch, um deine Erkenntnisse und Erfahrungen festzuhalten, und beobachte, wie sich deine Heilungsreise entfaltet und verändert.

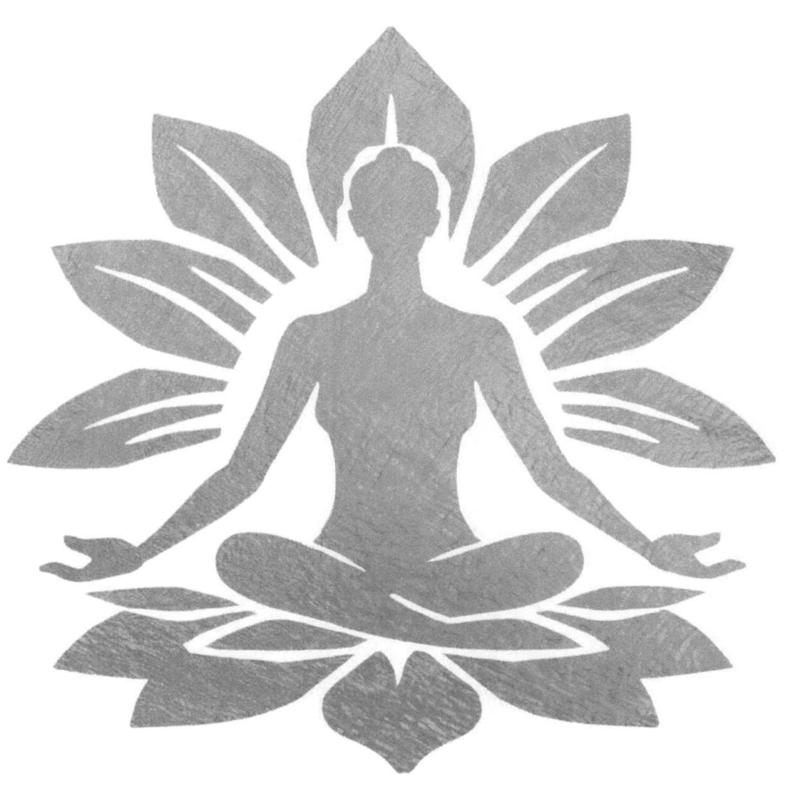

Möge dir diese Meditation Heilung, Trost und Stärke bringen, während du deinen Weg der Genesung gehst.

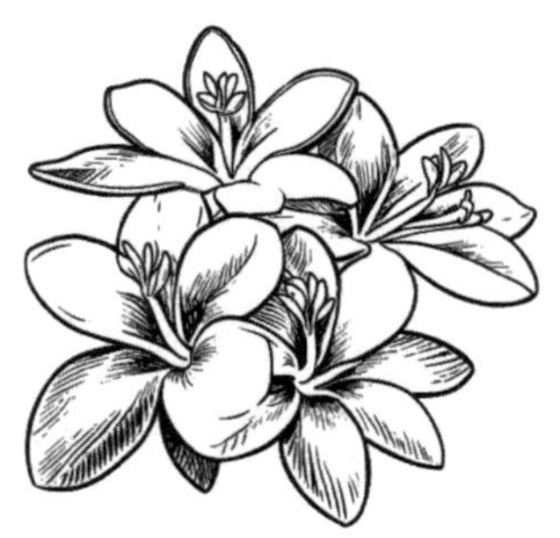

Heilung des Unterleibs

Eine geführte Meditation, die sich auf die Heilung und Stärkung des Schoßraums konzentriert, um Unterleibsschmerzen und -beschwerden zu lindern.

Willkommen zu dieser geführten Meditation auf dem Weg zur Heilung deines Unterleibs.

Finde eine bequeme Position, sei es im Sitzen oder Liegen, und schließe sanft deine Augen. Beginne damit, deine Aufmerksamkeit auf deinen Atem zu lenken.

Spüre, wie dein Atem ganz sanft in deinen Körper einfließt und ihn mit frischer Energie versorgt.

Mit jedem Einatmen spürst du, wie sich deine Brust sanft hebt und senkt und mit jedem Ausatmen lässt du alle Anspannung und Sorgen los.

Nun lenke deine Aufmerksamkeit auf den Bereich deines Unterleibs und atme dorthin. Spüre jede einzelne Zelle in deinem Schoßraum, wie sie auf deine Aufmerksamkeit reagiert. Und dann erlaube dir, alle Empfindungen wahrzunehmen, die dort präsent sind, ohne Urteil oder Bewertung.

Stell dir vor, wie ein warmes, heilendes Licht von oben auf deinen Unterleib strahlt. Dieses Licht ist voll Liebe und Heilkraft. Spüre, wie es sanft in deinen Körper eindringt und jede Zelle mit seiner heilenden Energie umhüllt.

Mit jedem Atemzug verstärkt sich dieses heilende Licht, und du spürst, wie es alle Spannungen und Unannehmlichkeiten in deinem Schoßraum löst.

Es durchdringt jede Zelle, jeden Muskel, jedes Organ, und bringt dir eine tiefe Entspannung und Heilung.

Nimm dir noch einen Moment, um diese heilende Energie zu spüren und dich mit ihr zu verbinden.

Fühle, wie sich dein Unterleib mit jedem Augenblick leichter, freier und vitaler anfühlt. Atme tief ein und aus und spüre, wie sich deine Verbindung zu deinem Schoßraum vertieft hat.

Du bist ein Kanal für Heilung und Liebe, und diese Energie wird weiterhin in dir wirken, auch nachdem diese Meditation beendet ist.

Öffne langsam deine Augen und kehre mit einem Gefühl der Ruhe und des Wohlbefindens in den Raum zurück.

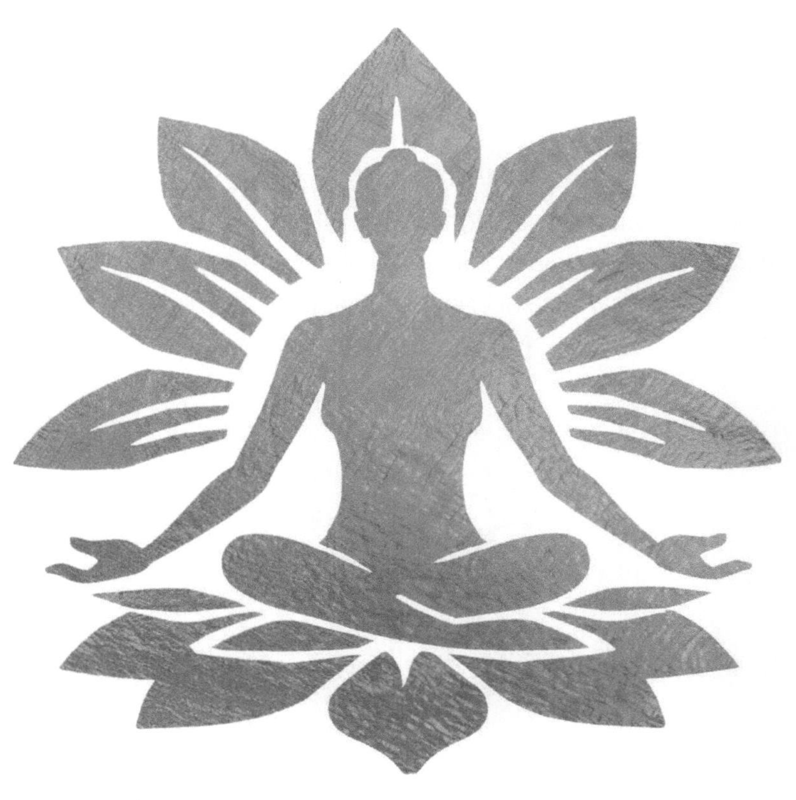

Möge dir diese Meditation Entspannung und
Wohlbefinden schenken, während du dich mit
dem Zauber deiner Yoni, deines heiligen
Schoßraums und in ihrer
Magie verbindest.

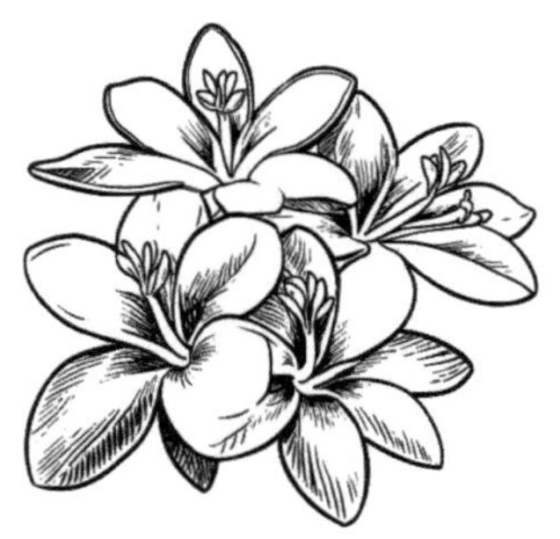

Entspannung & Stressabbau

Eine Meditation zur Entspannung des Körpers und zur Reduzierung von stressbedingten Symptomen, die oft mit Endometriose einhergehen.

Willkommen zur magischen Meditation zur Entspannung und Stressabbau.

Finde einen ruhigen Ort, an dem du dich vollkommen wohl fühlst, und mach es dir bequem, sei es im Sitzen oder im Liegen.

Schließe sanft deine Augen und lass den Alltag für einen Moment hinter dir. Atme tief ein und spüre, wie die Luft deinen Schoßraum füllt. Mit jedem Atemzug lass alle Spannungen und Belastungen des Tages los. Erlaube dir, in diesen Moment der Ruhe und des Friedens einzutauchen.

Visualisiere nun einen Ort der Entspannung und Geborgenheit. Vielleicht ist es ein ruhiger Strand, ein verwunschener Wald oder ein gemütliches Zimmer mit weichen Kissen. Stell dir vor, wie du dich dort sicher und geschützt fühlst und tauche ganz in dieses Gefühl ein.

Nun richte deine Aufmerksamkeit auf deine Yoni, das Zentrum deiner Lebenskraft und Weiblichkeit. Spüre die tiefe Verbundenheit mit diesem heiligen Raum und erlaube dir, alle deine Empfindungen dort wahrzunehmen.

Dein Schoßraum ist ein Ort der Magie und Kraft, voller Weisheit und Liebe.

Mit jedem Atemzug spürst du, wie sich die Energie in deinem Schoßraum ausdehnt und sich in deinem gesamten Körper ausbreitet. Sie trägt eine unbeschreibliche Magie in sich, die dich tief entspannt und alle stressbedingten Spannungen löst.

Stell dir vor, wie eine warme, goldenen Energie von deiner Yoni ausstrahlt und sich wie ein sanfter Mantel um dich legt. Sie umhüllt dich mit Liebe und Geborgenheit, während sie jede Zelle deines Körpers mit ihrer heilenden Kraft durchdringt.

In diesem Moment bist du vollkommen eins mit dem Universum und deiner Yoni, dem Zentrum deiner Weiblichkeit. Fühle die tiefe Ruhe und Gelassenheit, die von diesem heiligen Raum ausgeht.

Langsam kehre zurück in den Raum und diese Zeit und öffne sanft deine Augen.

Trage die Magie und Entspannung dieser Meditation in deinen Alltag und lasse sie dich auf deinem Weg begleiten.

Deine Yoni, dein heiliger Schoßraum ist ein wundervoller Ort der Kraft und Heilung. Nutze diese Meditation, um eine tiefe Verbindung mit ihr zu pflegen und dich tief ihrer Magie zu verbinden. Möge sie dir Ruhe, wohltuende Entspannung und innere Stärke schenken, wann immer du sie brauchst.

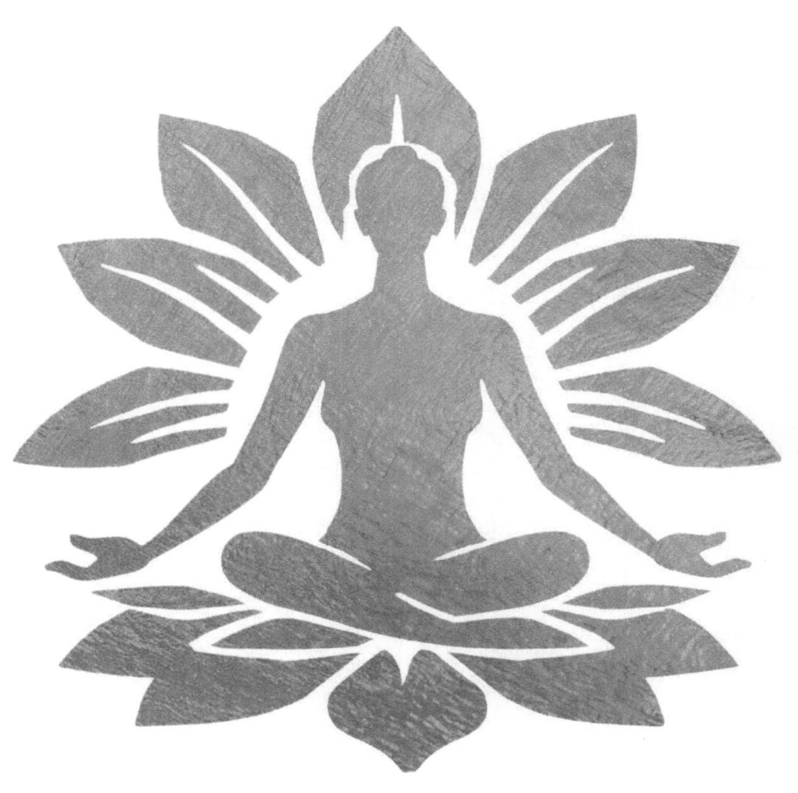

Möge diese Meditation dir helfen, emotionale
Blockaden zu lösen und ein tieferes Gefühl der
Harmonie und des Gleichgewichtes in dir selbst
zu finden.

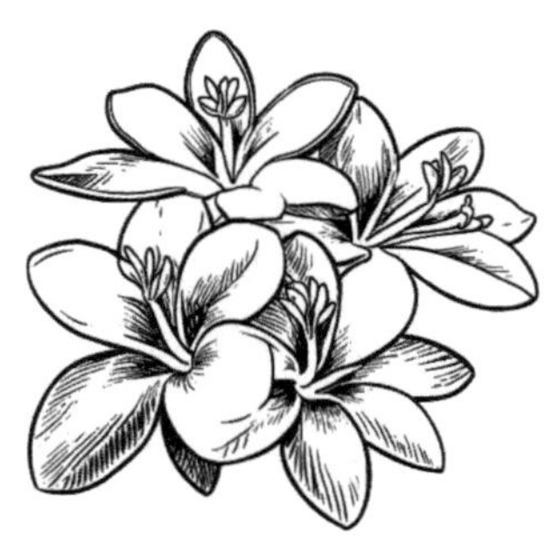

Harmonie der Gefühle

Eine Meditation, die darauf abzielt, emotionale Blockaden zu lösen und das emotionale Gleichgewicht wiederherzustellen, um die psychische Belastung von Endometriose und Zyklusbeschwerden zu mindern.

Willkommen zu dieser Meditation zur Wiederherstellung deines emotionalen Gleichgewichts.

Finde eine ruhige und bequeme Position, schließe sanft deine Augen und erlaube dir, in diesen Moment der inneren Harmonie einzutauchen.

Beginne damit, deine Aufmerksamkeit auf deinen Atem zu lenken. Spüre, wie du mit jedem Einatmen frische Energie in deinen Körper einatmest und mit jedem Ausatmen alle Sorgen und Anspannungen loslässt.

Nimm dir einen Moment, um in dich hinein zu hören und die Gefühle wahrzunehmen, die in dir präsent sind. Erlaube dir, diese Gefühle anzunehmen, ohne sie zu bewerten oder zu analysieren.

Stell dir nun vor, wie ein sanftes, beruhigendes Licht in dein Herz strahlt. Dieses Licht ist voller Liebe und Mitgefühl und trägt die Kraft, dein emotionales Gleichgewicht wiederherzustellen.

Mit jedem Atemzug spürst du nun, wie dieses Licht dein Herz öffnet und alle emotionalen Blockaden löst. Es durchdringt jeden Teil deines Wesens und bringt dir eine tiefe Ruhe und Ausgeglichenheit. Erlaube dir, alle einschränkenden Emotionen loszulassen und stattdessen Platz für Liebe, Freude und Frieden zu schaffen.

Atme tief ein und aus und spüre, wie sich das Gefühl der Harmonie in dir ausbreitet. Nimm dir noch einen Moment, um in dieser inneren Ruhe zu verweilen und die tiefe Verbundenheit mit dir selbst zu spüren.

Du bist ein Wesen voller Liebe und Licht, und du verdienst es, in dieser Liebe zu leben.

Langsam kehre in den Raum zurück und öffne sanft deine Augen. Trage die Harmonie und das Gleichgewicht dieser Meditation in deinen Alltag und lass sie dich auf deinem Weg begleiten.

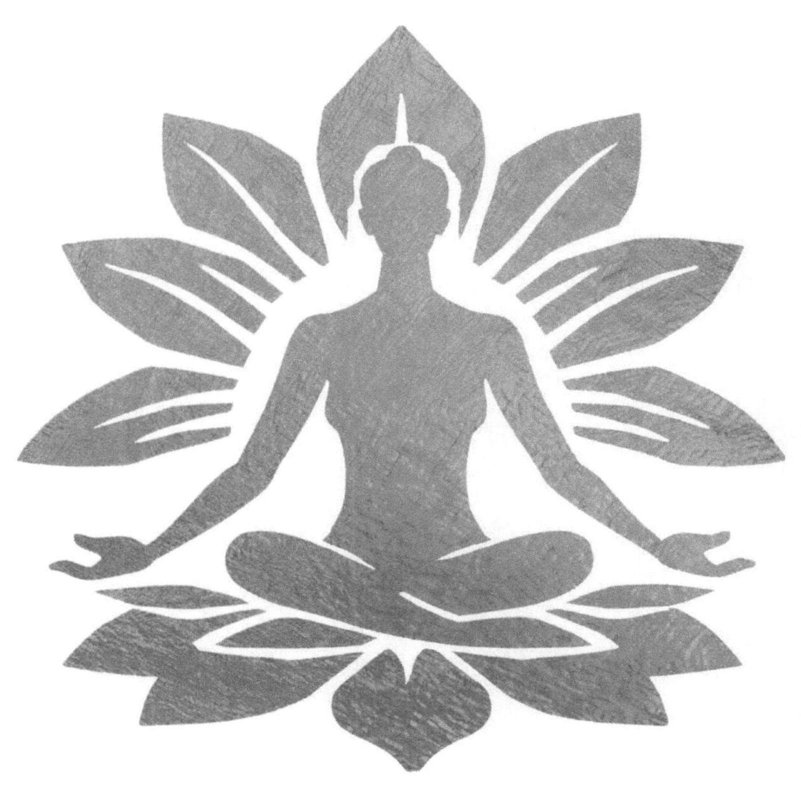

Möge dir diese Heilmeditation neues Vertrauen in deinen Körper und deine Selbstheilungskräfte schenken.

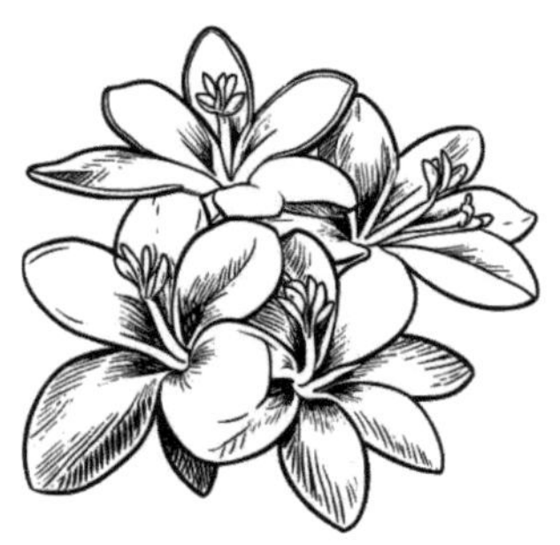

Harmonie mit deinem Körper

Eine Meditation, um eine tiefere Verbundenheit mit dem eigenen Körper aufzubauen und das Vertrauen in die Selbstheilungskräfte zu stärken.

Willkommen zu dieser Meditation zur inneren Verbundenheit mit deinem Körper.

Finde eine bequeme Position, schließe sanft deine Augen und erlaube dir, dich auf diese Reise zur Harmonie mit deinem Körper einzulassen.

Beginne damit, deine Achtsamkeit auf deinen Atem zu lenken. Spüre, wie du mit jedem Atemzug deine Verbindung mit deinem Körper vertiefst und ihn mit frischer Energie füllst.

Nimm dir jetzt einen Moment, um ganz bewusst in deinen Körper hinein zu fühlen. Spüre die verschiedenen Bereiche deines Körpers und die Empfindungen, die dort präsent sind. Erlaube dir, jede Empfindung wahrzunehmen. Beobachte, ohne zu bewerten.

Stell dir nun vor, wie warmes, rosafarbenes, liebevolles Licht von deinem Herzen ausstrahlt und deinen gesamten Körper umhüllt. Dieses Licht ist voller Akzeptanz und trägt die magische Kraft, die Verbindung mit deinem Körper zu stärken und ihn auf dem Weg der Heilung kraftvoll zu begleiten.

Mit jedem Atemzug spürst du, wie dieses magische Licht durch deine Adern fließt und jede Zelle deines Körpers mit seiner heilenden Energie berührt. Es durchdringt jeden Teil, jede Pore und bringt dir eine tiefe Harmonie und Ausgeglichenheit.

Erlaube dir nun, deinen Körper mit Liebe und Dankbarkeit zu betrachten. Dankbar für alles, was er dir ermöglicht und wie er dich durch das Leben trägt. Spüre die tiefe Verbundenheit, die du mit ihm teilst, und die unendliche Weisheit, die er in sich trägt.

Nimm dir noch einen Moment, um diese innere Verbundenheit zu genießen und dich in ihr zu baden. Du bist ein Teil dieses wunderbaren Universums, und dein Körper ist der Tempel deiner Seele.

Und nun kehre langsam gestärkt und genährt zurück.

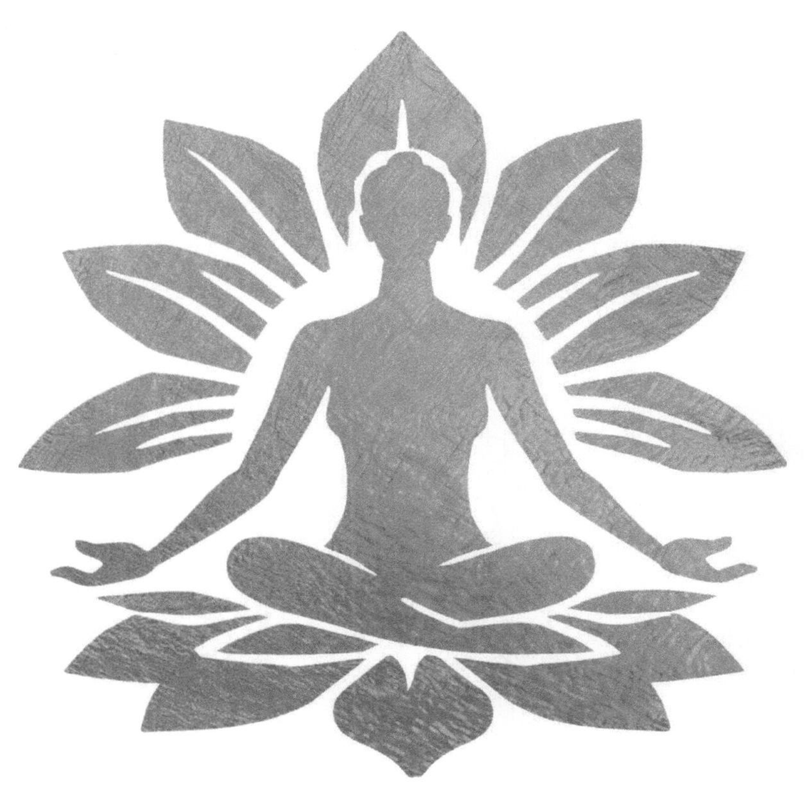

Möge dir diese Meditation helfen, eine tiefere
Verbindung mit der Erde und der Natur um dich
herum zu finden und dich in ihrer Liebe und
Schönheit erheben.

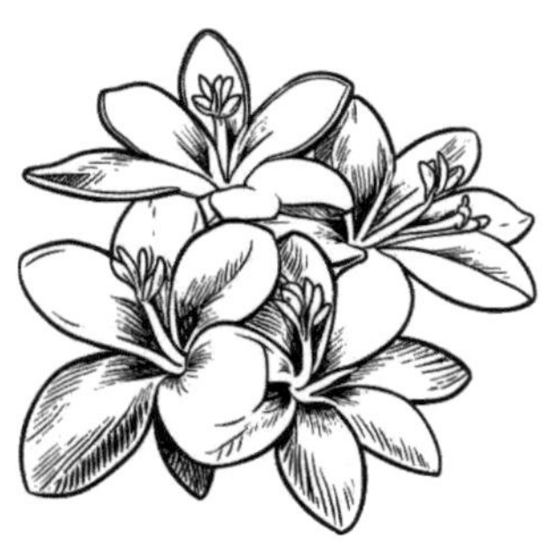

Tiefe Verbindung mit der Natur

Eine magische Meditation, die dir Erdung und natürliche Schönheit schenkt.

Willkommen zu dieser Meditation für deine neue Erdverbundenheit.

Finde eine ruhige und bequeme Position, sei es im Sitzen oder Liegen, und schließe ganz sanft deine Augen. Erlaube dir, dich nun ganz auf diese Reise der tiefen Verbindung mit Mutter Erde einzulassen.

Beginne damit, deine Aufmerksamkeit und Konzentration auf deinen Atem zu lenken. Spüre, wie du mit jedem Atemzug ganz mühelos die Lebensenergie der Natur in dich aufnimmst und dich mit ihr verbindest.

Stell dir vor, wie du dich langsam in die Erde verwurzelst, wie ein Baum, wie eine starke Eiche, die ihre Wurzeln tief in den Boden ausstreckt. Es sind starke Wurzeln, kräftige Wurzeln.

Fühle die Erdenergie, die durch deine Wurzeln fließt und dich mit Kraft und Stabilität erfüllt.

Und nun nimm dir einen Moment, um ganz bewusst die lebendige Energie der Erde zu spüren, die dich umgibt und durchdringt. Fühle die Verbundenheit mit allem Leben, das auf diesem wunderbaren Planeten existiert.

Stell dir vor, wie du dich langsam erhebst und eins wirst mit der Natur um dich herum. Spüre die sanfte Brise auf deiner Haut, das Rascheln der Blätter, das Zwitschern der Vögel. Du bist ein Teil dieser wundervollen Schöpfung, verbunden mit allem, was ist.

Erlaube dir, in dieser tiefen Verbundenheit zu verweilen und dich von der Liebe und Schönheit der Natur tragen zu lassen. Du bist ein Kind dieser Erde, und sie hält dich liebevoll in ihren Armen.

Nimm dir noch einen Moment, um diese Erfahrung der Erdverbundenheit richtig zu genießen. Du bist eins mit allem Leben, und diese Erdung wird dich auf deinem Weg begleiten, egal wohin du gehst.

Langsam kehre zurück in den Raum und öffne sanft deine Augen. Du bist geerdet. Trage diese Erdverbundenheit und die Liebe von Mutter Natur voller Achtsamkeit in deinen Alltag und lasse sie dich auf deinem Weg begleiten.

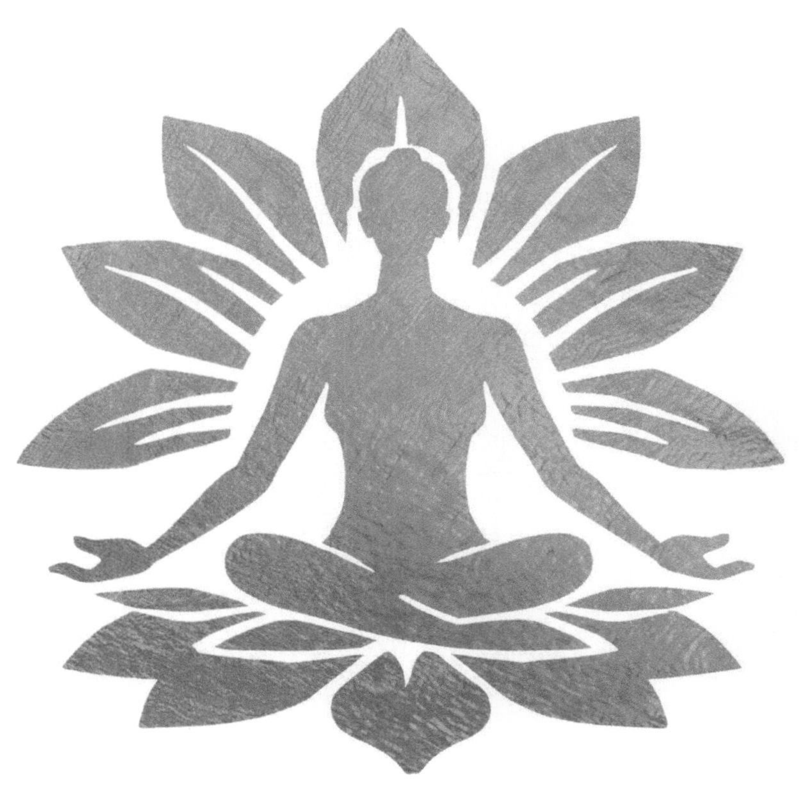

Möge diese Meditation dir helfen, eine tiefere
Verbundenheit mit der Mondin und ihrer
mystischen Kraft zu finden und dich in
ihrem silbernen Licht erheben.

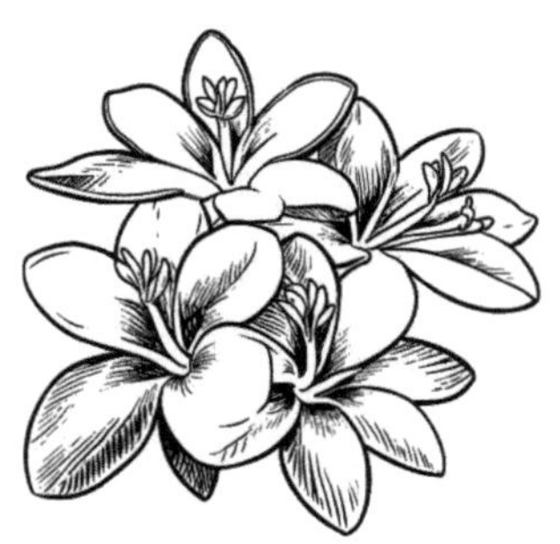

Mondlichtzauber

Eine Meditation, die dich dabei unterstützt, deinen eigenen Zyklus auf natürliche Weise mit dem Mondzyklus in Einklang zu bringen, um dir mehr Wohlbefinden zu schenken.

Willkommen zu dieser Meditation der Verbundenheit mit der Mondin.

Mach es dir im Sitzen oder Liegen ganz bequem und schließe ganz sanft deine Augen. Erlaube dir selbst, dich vollkommen auf diese mystische Reise zur Mondin einzulassen, ohne Erwartung.

Beginne damit, deine Aufmerksamkeit auf deinen Atem zu lenken. Spüre, wie du mit jedem Atemzug die weibliche Energie des Mondlichts in dich aufnimmst und dich mit der magischen Kraft der Mondin verbindest.

Stell dir nun vor, wie du dich langsam in den Himmel erhebst, empor getragen vom silbernen Licht der Mondin. Fühle die sanfte Brise auf deiner Haut und das Glitzern der Sterne am nächtlichen Himmel.

Nimm dir einen Moment, um die Pracht der Mondin zu bewundern, wie sie majestätisch über dir thront und ihr silbernes Licht über die Welt ausgießt. Sie ist die Hüterin der Nacht, die Beschützerin der Träume und die Quelle der Inspiration.

Spüre die tiefe Verbundenheit, die du mit der Mondin teilst, als Kind des Universums und Bewohnerin dieses wunderbaren blauen Planeten. Fühle ihre liebevolle Präsenz, die dich umhüllt und dich mit ihrer magischen Energie erfüllt.

Erlaube dir nun, dass sich jede Zelle deines Körpers neu ausrichtet und mit der Mondin in Einklang bringt. Wie jede Frau trägst auch du einen inneren Mond in dir und alle deine Zellen reagieren genau wie die Meere auf den Mond mit Ebbe und Flut. Genau wie sie, nimmt deine Energie im Laufe eines Tages, im Laufe einer Woche, im Laufe eines Monats zu und ab.

Erlaube dir, diese Verbundenheit zu spüren und dich von der Schönheit und Weisheit der Mondin tragen zu lassen. Sie ist deine Schwester am Himmel, deine Freundin der Dunkelheit und deine Verbündete auf deinem spirituellen Weg.

Nimm dir noch einen Moment, um den Mondlichtzauber zu genießen und dich in ihm zu baden. Du bist eins mit der Mondin, und ihre weibliche Energie stärkt dich und deinen Körper für alle Zeit.

Kehre langsam zurück in den Raum und öffne sanft deine Augen. Trage die Verbundenheit mit der Mondin und die Magie ihres Lichts in deinem Schoßraum.

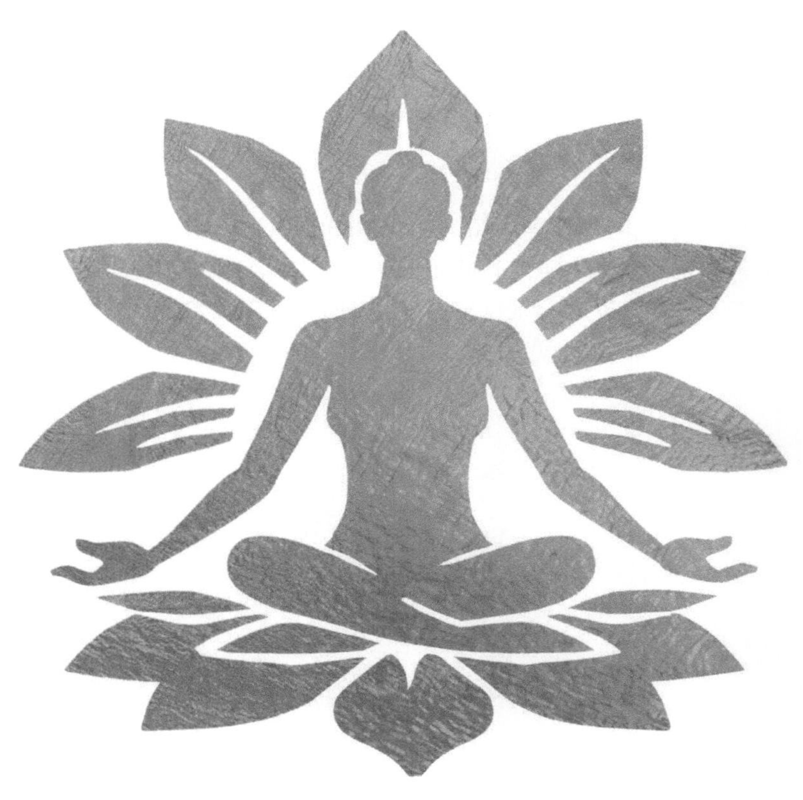

Möge dir diese Meditation helfen, eine tiefere Verbundenheit mit deiner inneren Göttin zu finden und dich in ihrer Liebe und Weisheit verbinden.

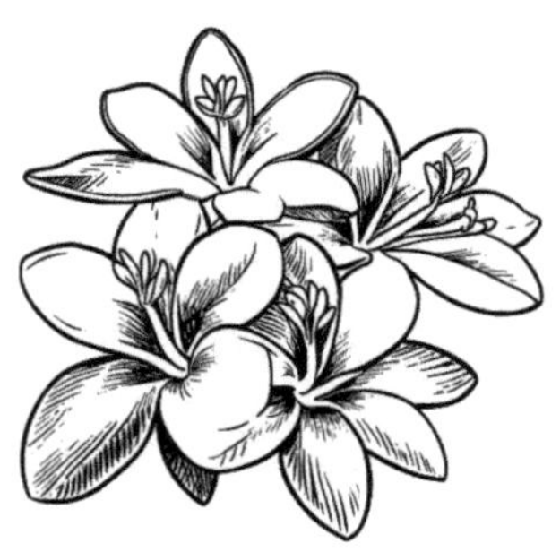

Verbindung mit deiner inneren Göttin

Eine Meditation, die dir innere Stärke, Präsenz und Klarheit schenkt.

Willkommen zu dieser Meditation der Verbundenheit mit deiner inneren Göttin.

Finde eine ruhige und angenehme Position im Liegen oder Sitzen, und schließe jetzt sanft deine Augen. Erlaube dir, dich ganz auf diese göttliche Reise zur Entdeckung deiner inneren Weisheit einzulassen.

Beginne damit, deine Aufmerksamkeit auf deinen Atem zu lenken. Spüre, wie du mit jedem Atemzug die göttliche Energie in dich aufnimmst und dich mit der Kraft deiner inneren Göttin verbindest.

Stell dir vor, wie du dich langsam in den Tempel deiner inneren Göttin begibst, ein heiliger Ort voller Schönheit, Liebe und Weisheit. Fühle die Präsenz deiner inneren Göttin, wie sie dich liebevoll empfängt und dich in ihre Arme nimmt.

Nimm dir einen Moment, um die Göttlichkeit in dir zu spüren, die strahlende Schönheit, die tiefe Weisheit, die unendliche Liebe.

Du bist eine Göttin, geboren aus den Sternen, geschaffen aus dem Licht des Universums.

Spüre die tiefe Verbundenheit, die du mit deiner inneren Göttin teilst als ihre Tochter, ihre Schwester, ihre Geliebte. Fühle ihre Liebe, die dich umhüllt und dich mit ihrer göttlichen Kraft erfüllt.

Erlaube dir, in dieser göttlichen Verbundenheit zu verweilen und dich von der Schönheit und Weisheit deiner inneren Göttin tragen zu lassen. Sie ist die Quelle deiner Stärke, deine Inspirationsquelle, deine Führung.

Nimm dir nun noch einen Moment, um diese Erfahrung der göttlichen Verbindung zu integrieren. Sei ganz damit präsent. Du bist eins mit deiner inneren Göttin, und sie wird dich auf deinem Weg begleiten, egal wohin du willst.

Kehre langsam zurück in diesen Raum und diese Zeit. Öffne ganz sanft deine Augen und trage die göttliche Verbundenheit und Liebe deiner inneren Göttin in deinem Herzen.

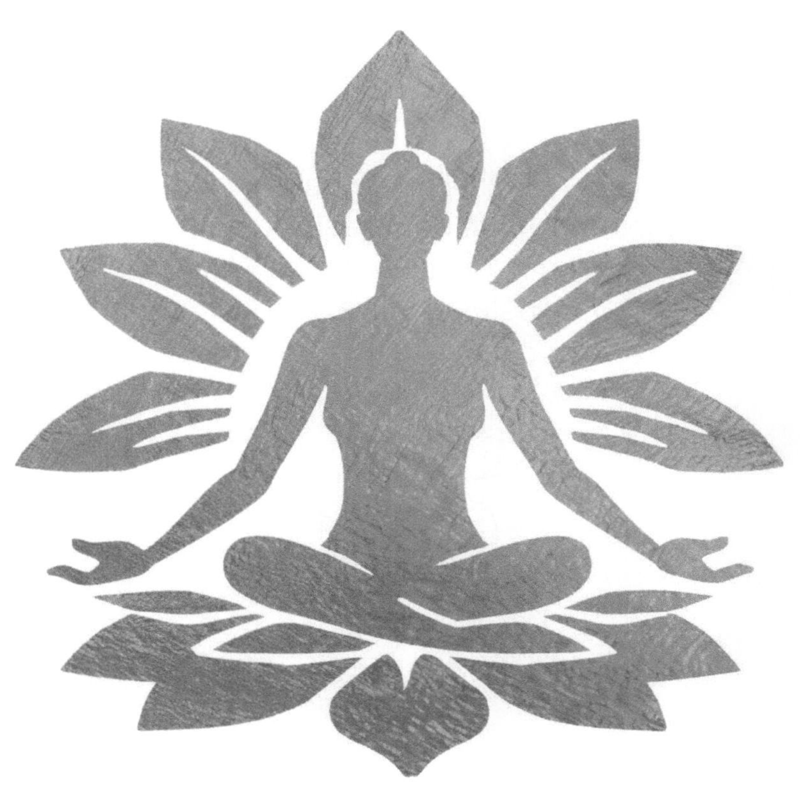

Möge diese Meditation dir helfen, eine tiefere Verbundenheit mit der Weisheit deiner Seele zu finden und dich auf dem Weg der Selbsterkenntnis führen.

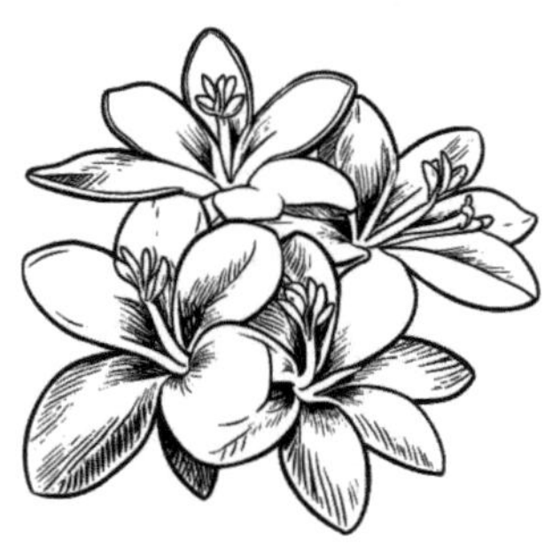

Weisheit deiner Seele

Eine Meditation zur Verbundenheit mit deiner inneren Weisen.

Willkommen zu dieser Meditation zur Verbundenheit mit deiner inneren Weisen.

Finde eine ruhige und bequeme Position, sei es im Sitzen oder im Liegen, und schließe sanft deine Augen. Erlaube dir, dich ganz auf diese spirituelle Reise zur Entdeckung der Weisheit deiner Seele einzulassen.

Beginne damit, deine Aufmerksamkeit und Konzentration auf deine Atmung zu lenken. Spüre, wie du mit jedem Atemzug die ruhige Energie deiner Seele in dich aufnimmst und dich mit der Kraft deiner inneren Weisen verbindest.

Stell dir nun vor, wie du dich langsam in die heiligen Räume deiner inneren Weisen begibst, ein heilsamer Ort voller Frieden, Klarheit und Erkenntnis. Erlaube dir, diesen Ort aus dir heraus ganz von selbst entstehen zu lassen. Vielleicht siehst du Farben oder nimmst Wärme und Kribbeln in einem Bereich deines Körpers wahr.

Fühle die Präsenz deiner inneren Weisen und wie sie dich liebevoll empfängt. Sie möchte dich gern auf deinem Weg der Erkenntnis begleiten und ist immer für dich da.

Nimm dir nun einen Moment, um die Weisheit in dir zu spüren, die ruhige Gewissheit, die tiefe Einsicht, die unendliche Klarheit.

Du bist eine wundervolle Seele, geboren aus dem Licht der Sterne, getragen vom Fluss der Zeit.

Spüre die tiefe Verbundenheit, die du mit deiner inneren Weisen teilst als ihre Schülerin, ihre Dienerin, ihre Gefährtin. Fühle ihre Liebe, die dich umhüllt und dich mit ihrer sanften Kraft erfüllt.

Erlaube dir, in dieser spirituellen Verbundenheit zu verweilen und tauche ganz in die Weisheit und Klarheit deiner inneren Weisen ein. Sie ist deine innere Quelle des Wissens und deine innere Führung.

Genieße diese Erfahrung der spirituellen Verbundenheit. Du bist eins mit deiner Seele, mit deiner inneren Weisen, und sie möchte dich gern auf deinem Weg der Erkenntnis begleiten.

Kehre nun langsam zurück zu deinem Atem. Kehre zurück in den Raum und diese Zeit. Öffne sanft deine Augen.

Trage diese seelische Verbundenheit und Klarheit deiner inneren Weisen in deinen Alltag und lass sie dich Tag um Tag begleiten.

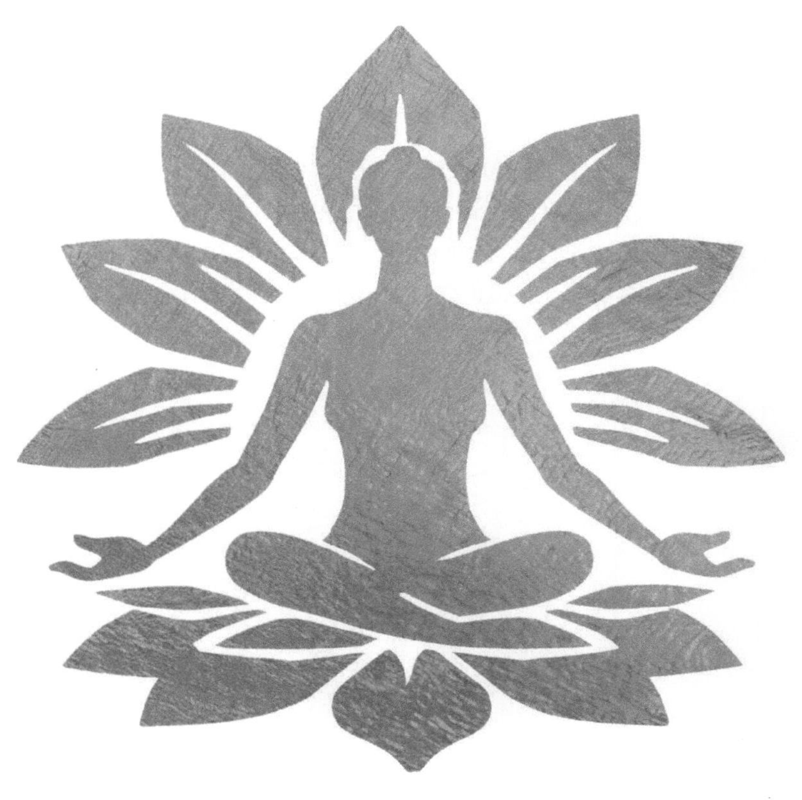

Möge dir diese Meditation dabei helfen, eine liebevolle Verbindung zu deinem magischen inneren Kind zu finden und dich auf dem Weg der Heilung und des Wachstums unterstützen.

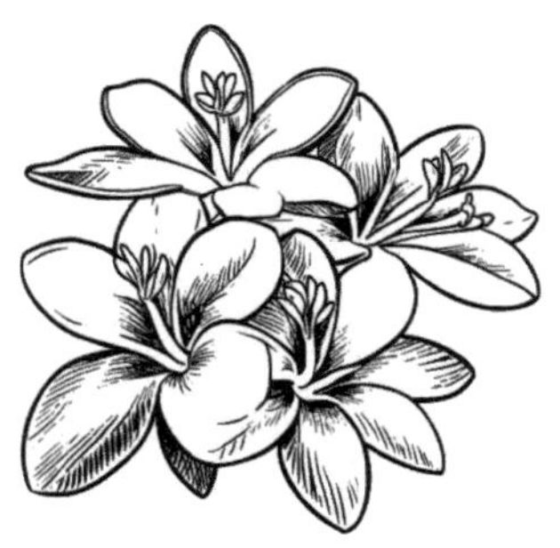

Zauber der Kindheit

Eine meditative Reise zur Verbundenheit mit deiner inneren Kleinen.

Willkommen zu dieser Meditation zur Verbundenheit mit deiner inneren Kleinen.

Mach es dir jetzt ganz bequem, so bequem wie möglich. Schließe ganz sanft deine Augen und erlaube dir, dich nun auf diese liebevolle Reise zur Heilung deines inneren Kindes, dieses magischen Seelenanteils in dir, einzulassen.

Lenke deine Konzentration und Aufmerksamkeit sanft auf deinen Atem und spüre, wie du mit jedem Atemzug die neugierige, spielerische, unschuldige Energie deiner inneren Kleinen in dich aufnimmst und dich mit der Kraft deines inneren Kindes verbindest.

Stell dir vor, wie du dich langsam in die Welt deiner Kindheit begibst, voller Spielspaß, Neugier, Freude und Leichtigkeit. Fühle die Präsenz deiner inneren Kleinen, wie sie dich liebevoll empfängt und dich auf eine Abenteuerreise durch Erinnerungen mitnimmt.

Und dann erinnere dich an einen schönen, glücklichen Moment in deiner Kindheit. Lass das Bild einfach vor deinem inneren Auge aufsteigen. Nimm einfach nur wahr, ohne zu bewerten.

Spüre die Lebendigkeit in dir, die kindliche Unschuld, die unbändige Freude, die unendliche Kreativität. Du bist ein Kind des Universums, geboren aus der reinen Liebe des Lebens.

Spüre die Verbundenheit, die du mit deiner inneren Kleinen teilst als ihre Freundin, ihre Beschützerin, ihre Verbündete. Fühle die Liebe, die dich umhüllt und dich mit ihrer unschuldigen Kraft erfüllt.

Erlaube dir, in dieser liebevollen Verbundenheit zu bleiben und dich von der Freude und Leichtigkeit deiner inneren Kleinen tragen zu lassen. Sie ist deine Quelle der Inspiration, deine Erinnerung an die Schönheit des Lebens und Heilung.

Nimm dir noch einen Moment, um diese Erfahrung der liebevollen Verbindung zu genießen und dich in ihr zu baden. Du bist eins mit deiner inneren Kleinen, und sie wird dich auf deinem Weg der Heilung begleiten, egal wohin du gehst.

Kehre nun langsam zurück in den Raum und öffne ganz sanft deine Augen. Trage die Präsenz deines magischen inneren Kindes ganz bewusst bei dir und erlaube dir seine spielerische Freude und Leichtigkeit.

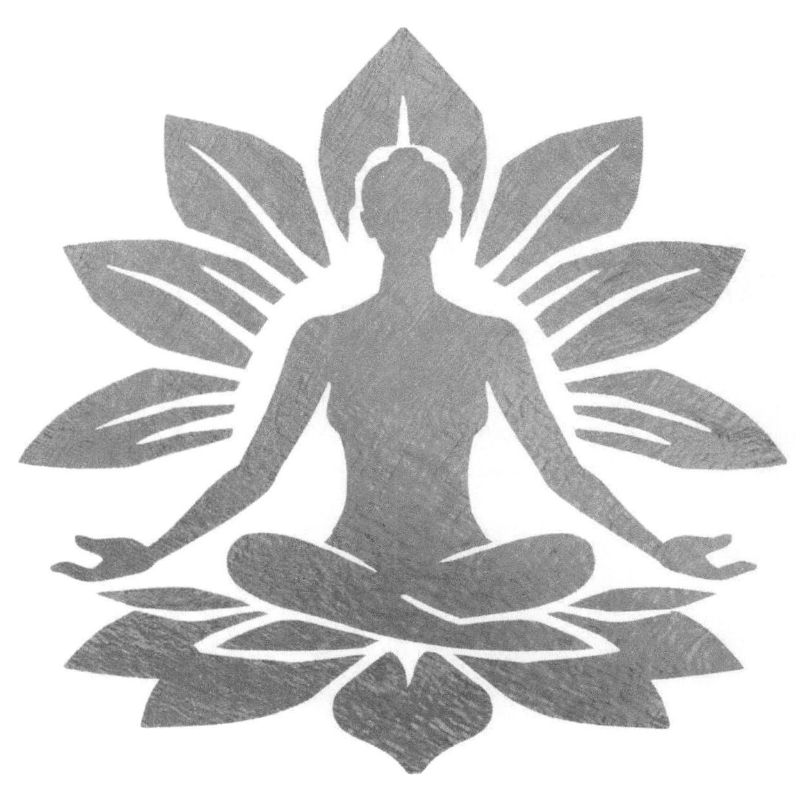

Möge diese Meditation dir helfen, dein Selbstbewusstsein zu erhöhen und dich daran erinnern, dass du fähig bist, alles zu erreichen, was du dir vornimmst.

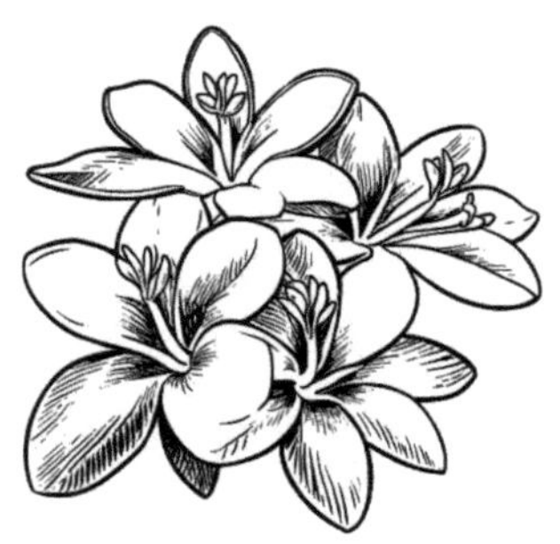

Strahlen des Selbstbewusstseins

Eine magische Meditation für mehr Selbstbewusstsein und Selbstvertrauen.

Willkommen zu dieser Meditation zum Aufstieg deines Selbstbewusstseins.

Schließe behutsam deine Augen und spüre die ruhige Woge deines Atems, während du dich jetzt in eine bequeme Position begibst. Lass alle äußeren Gedanken los und tauche ganz in die Stille deines inneren Seins ein.

Atme tief ein und aus, und erlaube dir, dich mit der kraftvollen Energie deines inneren Selbst zu verbinden. Stell dir vor, wie sich um dich herum ein strahlendes Licht bildet, das die Essenz des Selbstbewusstseins trägt.

Fühle, wie dieses Licht dich umhüllt und dich mit seiner magischen Kraft erfüllt. Spüre die Stärke und Entschlossenheit, die sie unentwegt für dich bereithält, und erlaube dir, sie vollkommen anzunehmen.

Stell dir vor, wie du dich selbstbewusst aufrichtest, und deine innere Kraft in dir spürst. Fühle, wie sich eine tiefe Überzeugung von deinen Fähigkeiten und deinem Wert in dir ausbreitet, und erlaube dir, sie voll und ganz zu akzeptieren.

Erlaube dir, jetzt alle Zweifel und Unsicherheiten loszulassen und dich stattdessen von einer tiefen Gewissheit und einem tiefen Vertrauen in dich selbst zu erfüllen.

Du bist mutig, du bist stark, du bist fähig, alles zu erreichen, was du dir vornimmst.

Spüre, wie sich ein Gefühl der tiefen Selbstgewissheit und Entschlossenheit in dir ausbreitet, während du dich in dieser kraftvollen Aura des Selbstbewusstseins geborgen fühlst. Erlaube dir, dich in diesem Moment innerlich vollständig zu erheben und deine wahre weibliche Stärke zu erkennen.

Bleibe noch einen Moment lang in dieser heiligen Verbindung mit deinem neuen Selbstbewusstsein und genieße die Kraft und das Licht, die dich umgeben.

Wenn du bereit bist, dann öffne behutsam deine wunderschönen Augen und kehre mit einem Gefühl der Entschlossenheit und des tiefen Vertrauens in dich selbst in deinen Alltag zurück.

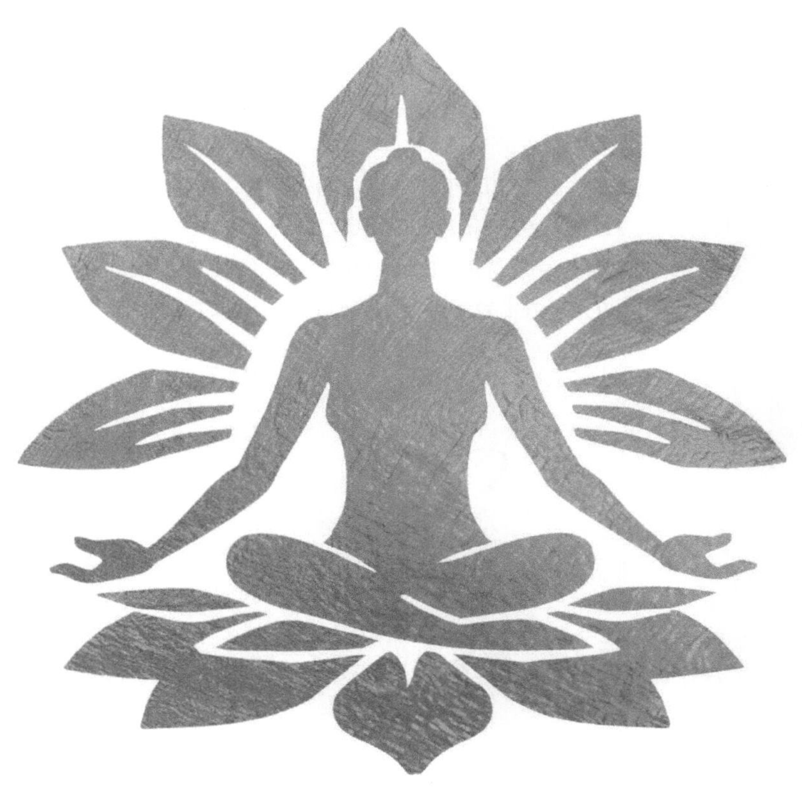

Möge diese Meditation dir helfen, deine innere
Heilung zu erwecken und dich daran erinnern,
dass du die Macht hast, dich selbst zu heilen
und dein Leben in Fülle und Harmonie
zu leben.

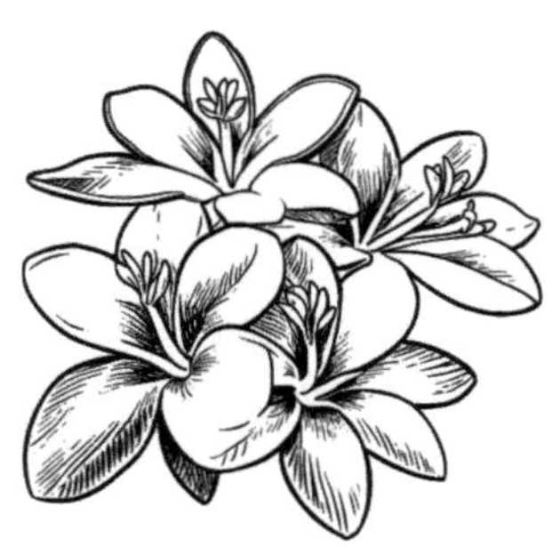

Erwachen der inneren Heilung

Eine magische Meditation zum sanften Erwachen und Verstärkung der inneren Heilung.

Herzlich willkommen zu dieser heilsamen Meditation der inneren Heilung.

Schließe behutsam deine Augen und spüre die sanfte Bewegung deines Atems, während du es dir jetzt ganz bequem im Sitzen oder Liegen machst. Deine Gedanken gehen nach innen und du bist ganz bei dir.

Atme ganz ruhig tief ein und aus, und erlaube dir, dich mit heilenden Energien deines inneren Heilers zu verbinden. Stell dir vor, wie sich um dich herum ein zartes lila Licht bildet, das die Essenz der inneren Heilung trägt.

Fühle, wie dieses Licht dich umhüllt und dich mit seiner sanften Kraft erfüllt. Spüre die Liebe und die Geborgenheit, die es für dich bereithält, und erlaube dir, sie vollkommen anzunehmen.

Stell dir vor, wie du dich in den Armen deiner inneren Heilerin wiegst, die dich liebevoll umarmt und dich in ihrem Licht badet. Fühle, wie ihre heilenden Hände deine Wunden berühren und deine Seele streicheln, während sie dich auf dem Weg der inneren Heilung begleitet.

Erlaube dir, alle Schmerzen und alle Verletzungen loszulassen und dich stattdessen von einer tiefen Heilung und einem tiefen Frieden erfüllen zu lassen.

Spüre, wie sich eine sanfte Welle der Heilung durch deinen Schoßraum, deinen Körper und deine Seele ausbreitet und dich mit neuer Kraft und Energie füllt.

Stell dir vor, wie du dich immer weiter öffnest und die Heilung in jedem Teil deines Seins willkommen heißt. Erlaube dir, dich vollständig zu erneuern und dich in einem Zustand der vollkommenen Gesundheit und des Wohlbefindens zu wiegen.

Bleibe noch einen Moment lang in dieser heiligen Verbindung mit der inneren Heilung und genieße die Liebe und das Licht, die dich umgeben.

Wenn du bereit bist, dann öffne sanft deine Augen und kehre mit einem tiefen Gefühl der inneren Ruhe und des Friedens in deinen Alltag zurück.

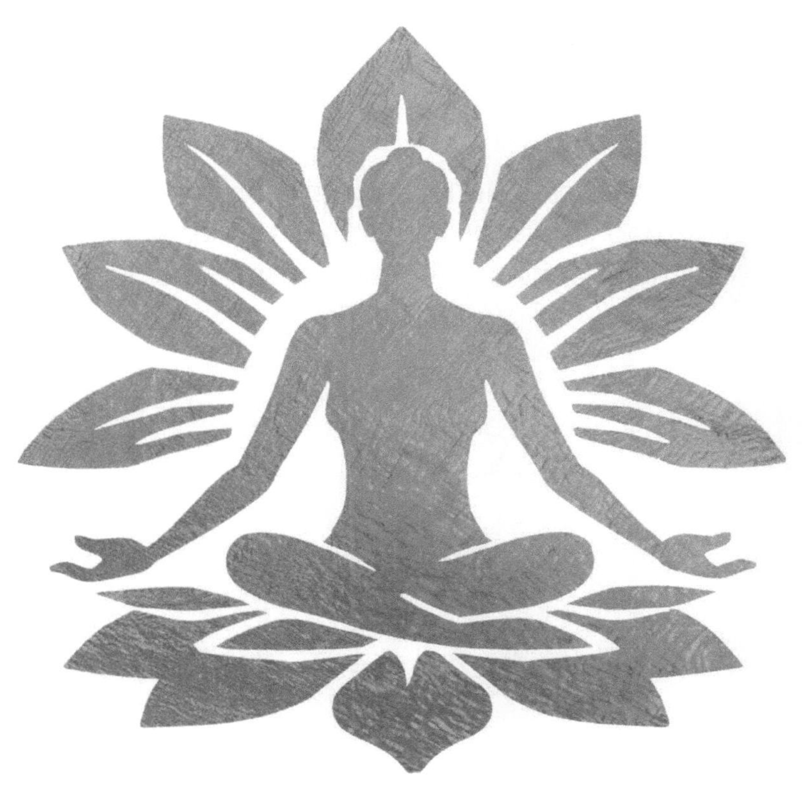

Möge dir diese Meditation dabei helfen, deine
Wut und deinen Frust zu transformieren und
dich auf deinem Weg des inneren Frieden
unterstützen.

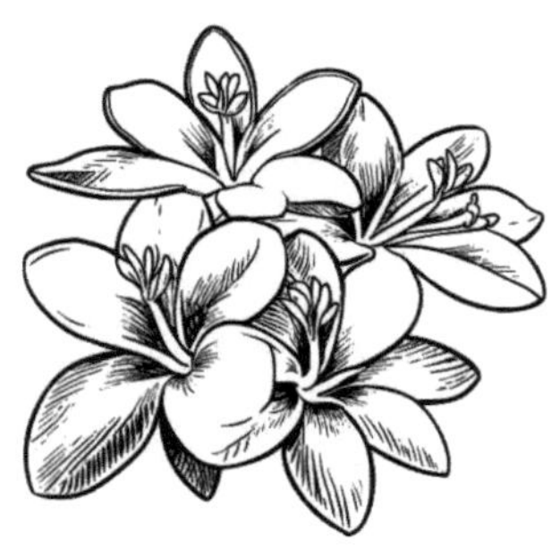

Aufstieg des Friedens

Eine meditative Reise zur Transformation von Wut und Frust.

Willkommen zu dieser magischen Meditation zu deinem inneren Frieden.

Schließe deine Augen und tauche ein in die stille Weisheit deines Inneren, während du dich nun auf diese transformative Reise zur Lösung von Wut und Frust begibst.

Bin ein paar tiefe, vollbewusste Atemzüge und fühle, wie sich nach und nach eine ruhige Gelassenheit in dir ausbreitet, während du dich gleich von der Hitze der Emotionen befreist.

Du findest dich in einem ruhigen Tal wieder, umgeben von majestätischen Bergen und dem ruhigen, sanften Plätschern eines klares Baches. Die Luft ist erfüllt von Ruhe und Harmonie, das dich einladen, noch tiefer zu atmen und loszulassen.

Erlaube dir, ganz in diese Atmosphäre einzutauchen.

Vor dir erstreckt sich ein loderndes Feuer, ein Symbol für all deine bewusste und unbewusste Wut undFrust. Stell dir vor, wie du deine Emotionen behutsam in das Feuer lenkst, sie loslässt und ihnen erlaubst, sich in Rauch aufzulösen.

Mit jedem Atemzug spürst du, wie die Intensität der Emotionen nachlässt und einem Gefühl der Leichtigkeit Platz macht. Die Hitze des Feuers verwandelt sich in die Wärme des Friedens, die dich umhüllt und nährt.

Jetzt in diesem Moment der inneren Transformation erkennst du die Kraft der Vergebung und des Loslassen. Du erlaubst dir selbst, dich von alten Grollen und Enttäuschungen zu befreien und Raum für neue Hoffnung und Liebe zu schaffen.

Nun dir noch einen Moment, um die Leichtigkeit, die sich nun immer mehr in dir ausbreitet, wahrzunehmen und in deinem ganzen Sein zu spüren.

Du hast die Macht, deine Emotionen zu transformieren und in Harmonie mit dir selbst zu leben.

Mit einem Gefühl der Erleichterung und des Friedens kehrst du langsam in die Gegenwart zurück. Atme tief ein und aus und öffne sanft deine Augen.

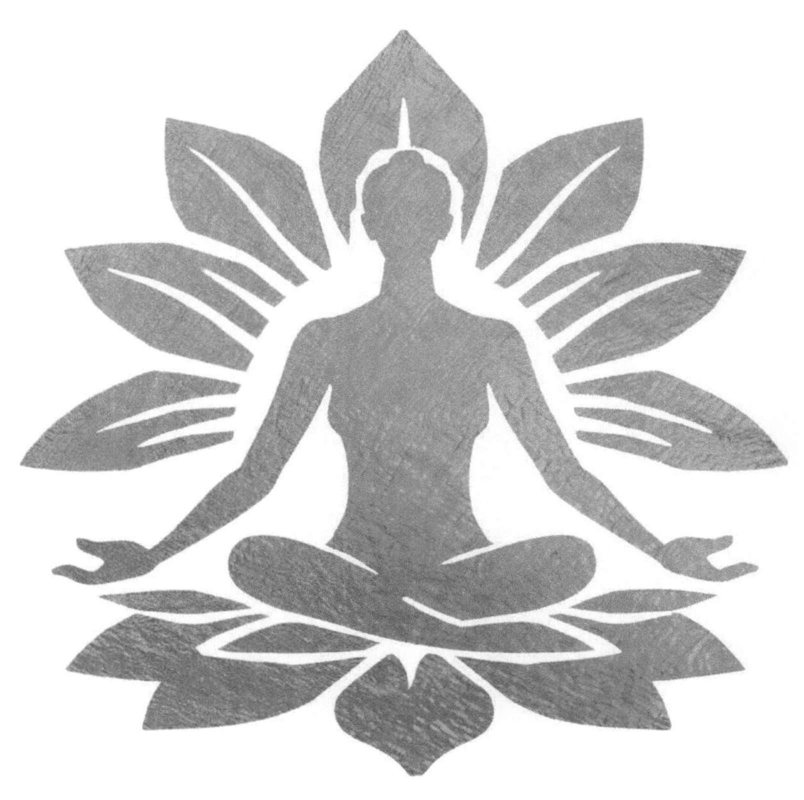

Möge diese Heilmeditation dir helfen, die tiefe
Bedeutung von Gerechtigkeit zu erkennen
und dich auf deinem Weg zur inneren
Ausgeglichenheit und zum inneren
Frieden magisch begleiten.

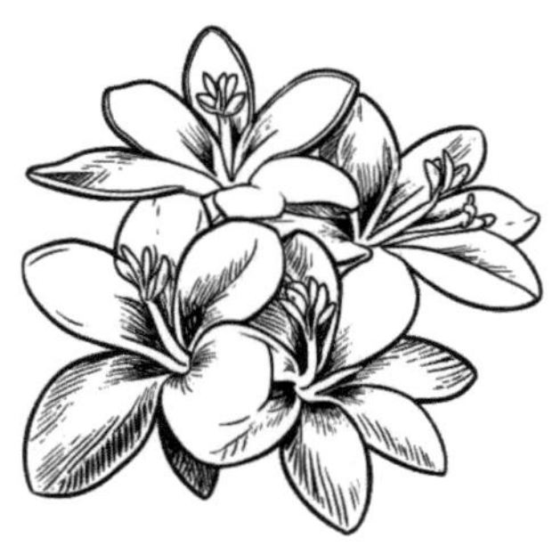

Balance der Seelen

Eine meditative Reise zur Erkenntnis von Gerechtigkeit und Erreichen innerer Ausgeglichenheit.

Herzlich willkommen zur Meditation für ausgleichende Gerechtigkeit.

Schließe ganz sanft deine Augen und spüre eine ruhige Gewissheit, während du dich nun mit dem Fluss des Lebens verbindest.

Du findest dich an einem stillen See wieder, umgeben von kräftigen Bäumen und dem sanften Rauschen der Wälder. Die Luft ist erfüllt von einer Aura der Ruhe und Ausgeglichenheit, die dich sanft dazu einlädt, in deine Mitte zu kommen.

Atme ruhig und gleichmäßig. Atme ganz ruhig und gleichmäßig. Du bist völlig entspannt.

Vor dir erstreckt sich eine goldene Waage, das Symbol für Gerechtigkeit und Ausgleich. Stell dir vor, wie du all deine Gedanken und Gefühle behutsam auf die Waagschale legst, um zu erkennen, was wirklich gerecht ist.

Mit jedem Atemzug spürst du, wie sich die Wahrheit enthüllt und dein Herz sich sanft mit Klarheit füllt. Die Waage neigt sich sanft in Richtung der Gerechtigkeit, und du fühlst eine tiefe Verbundenheit mit dem universellen Gesetz des Ausgleichs.

In diesem Moment der inneren Erkenntnis fühlst du die Macht der Wahrheit und des Mitgefühls. Du erlaubst dir, dich von allen Vorurteilen und Ungerechtigkeiten zu befreien und Raum für echte Harmonie und Verständnis zu schaffen.

Nimm dir noch einen Moment, um jetzt ganz bewusst mit all deinen Sinnen in diesen Raum der Erkenntnis einzutauchen. Fühle, wie er sich um dich herum immer mehr ausbreitet und dir mehr Gelassenheit, inneren Frieden und persönliche Freiheit schenkt.

Mit einem Gefühl der tiefen Erfüllung und des Friedens kehrst du langsam in die Gegenwart zurück. Du trägst die Gewissheit in dir, dass Gerechtigkeit nicht nur ein äußeres Ideal ist, sondern auch eine innere Realität, die du in deinem eigenen Leben verkörpern kannst.

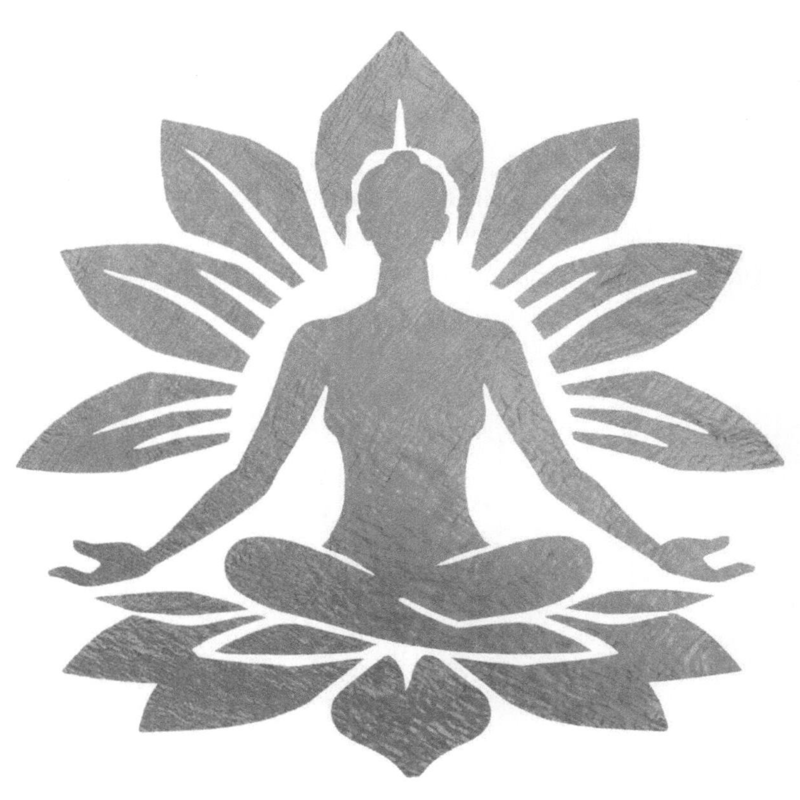

Möge diese Meditation dir dabei helfen, eine tiefere Verbindung mit deinem Körper zu finden und dich auf dem Weg zur Liebe und Akzeptanz unterstützen.

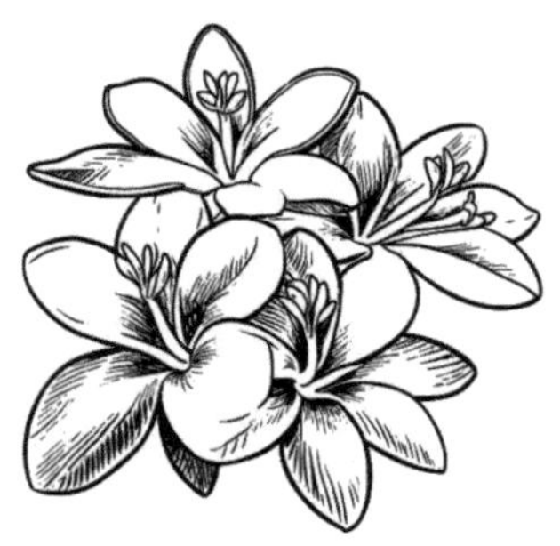

Umarmung der Schönheit

Eine Reise zur bedingungslosen Liebe und Akzeptanz deines Körpers.

Willkommen zur Umarmung deiner Schönheit.

Bereite dich nun innerlich darauf vor, gleich in eine liebende Umarmung mit deiner eigenen Schönheit einzutauchen, während du dich nun auf eine innere Reise begibst, die dein Herz öffnet und dein Selbstbewusstsein stärkt.

Schließe nun sanft deine Augen und spüre die warme Umarmung der Selbstliebe, die dich umhüllt und nährt.

In deiner Vorstellung betritt du nun einen geheimnisvollen Garten voller Farben und Düfte, wo jeder Schritt von einem Gefühl der Ruhe und Harmonie begleitet wird. Du atmest tief ein und aus, und lässt die heilende Energie dieses Ortes in dich einströmen.

Vor dir erhebt sich ein magischer, goldener Spiegel, der dir jetzt die wahre Schönheit deines Wesen zeigt. Betrachte dich mit liebevoller Aufmerksamkeit und erkenne die Einzigartigkeit und Vollkommenheit, die in jedem Teil deines Körpers wohnt.

Mit jedem Atemzug spürst du, wie sich dein Herz mehr und mehr öffnet und die Liebe zu dir selbst wächst. Du fühlst eine tiefe Verbundenheit mit deinem Körper und erkennst die Kraft und Schönheit, die in dir ruht.

Erlaube dir, jetzt alle Zweifel und Unsicherheiten loszulassen, und öffne dich nun für die bedingungslose, unendliche Liebe, die du für dich selbst empfinden kannst.

Umarme dich selbst mit Mitgefühl und Güte, und spüre, wie deine Selbstliebe jede Zelle deines Seins durchdringt.

In diesem Moment der inneren Harmonie und Selbstakzeptanz fühlst du dich vollständig und ganz. Du weißt, dass deine Schönheit von innen kommt und dass du dich selbst bedingungslos liebst, genauso wie du bist.

Mit einem Gefühl der Dankbarkeit für diese transformative Erfahrung kehre nun langsam in deine Gegenwart zurück. Du trägst die Gewissheit in dir, dass du immer die Liebe und Akzeptanz finden kannst, die du dir selbst schenkst, und dass wahre Schönheit eine Frage der inneren Einstellung und des Bewusstseins für dich selbst ist.

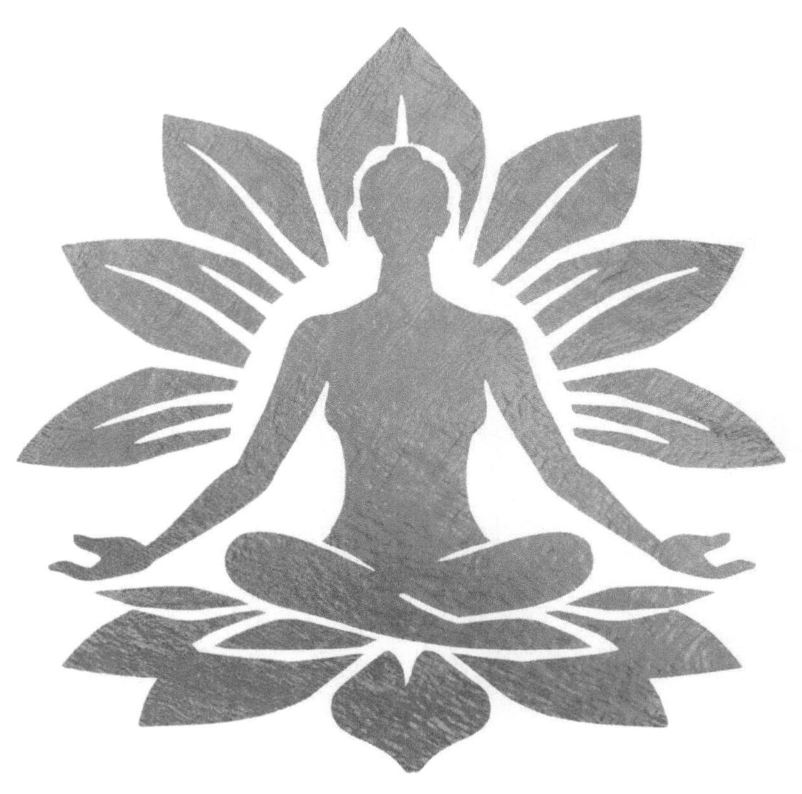

Möge diese Meditation dir dabei helfen, die heilsame Verbindung zu deiner Mutter zu finden und euch beiden Frieden und Harmonie schenken.

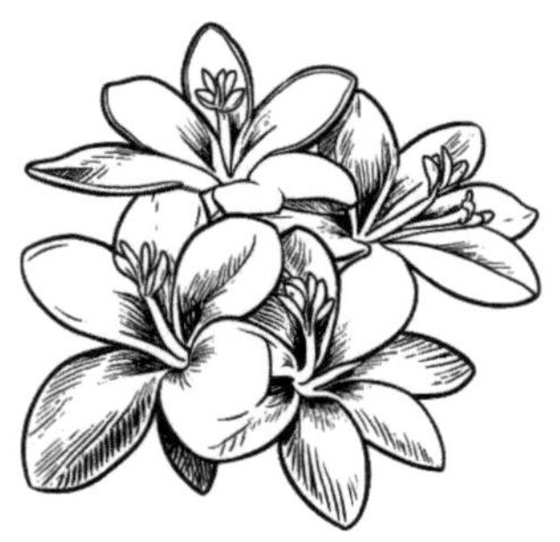

Harmonie der Herzen

Tauche ein in eine Welt der Harmonie und Liebe, während du dich auf eine ganz besondere Reise begibst- eine Reise zur Aussöhnung mit deiner Mutter.

Willkommen zur Aussöhnung mit deiner Mutter.

Mach es dir jetzt bequem, so bequem wie möglich. Schließe sanft deine Augen und spüre, wie sich ein warmer Hauch von Zärtlichkeit um dich legt.

Du findest dich in einem magischen Garten wieder, umgeben von üppigen Grün und duftenden Blumen. Der sanfte Klang von Vogelgesang und plätscherndem Wasser erfüllt die Luft und lädt dich ein, dich vollkommen zu entspannen und loszulassen.

In der Ferne siehst du deine Mutter, strahlend und liebevoll, wie sie dich mit offenen Armen erwartet. Dein Herz öffnet sich, du spürst, wie alte Wunden langsam heilen, während du mutig auf sie zugehst.

Mit jedem Schritt fühlst du eure wahre Verbundenheit, die durch Raum und Zeit reicht. Deine Mutter lächelt dich an und ihre schönen Augen strahlen vor Liebe und Selbstvergebung.

Gemeinsam setzt ihr euch unter einen alten Baum und tauscht euch respektvoll aus. Du fühlst dich gesehen, gehört und verstanden, und langsam lösen sich die Knoten in deinem Herzen.

In diesem Moment der Aussöhnung umarmt ihr euch, und du spürst eine tiefe Heilung, die von innen heraus strahlt. Alte Verletzungen werden zu neuer Stärke und die Liebe zwischen euch wird tiefer als je zuvor.

Genieße noch einen Moment diese neue magische Verbindung zwischen euch. Jede von euch hat ihr Bestes gegeben- zu jeder Zeit.

Langsam kehrst du nun aus diesem magischen Garten zurück, erfüllt von Liebe und tiefer Dankbarkeit, Versöhnung und heilsamen Frieden. Die Erinnerung an diese besondere Begegnung wird für immer in deinem Herzen bleiben und dich auf deinem weiteren Weg begleiten.

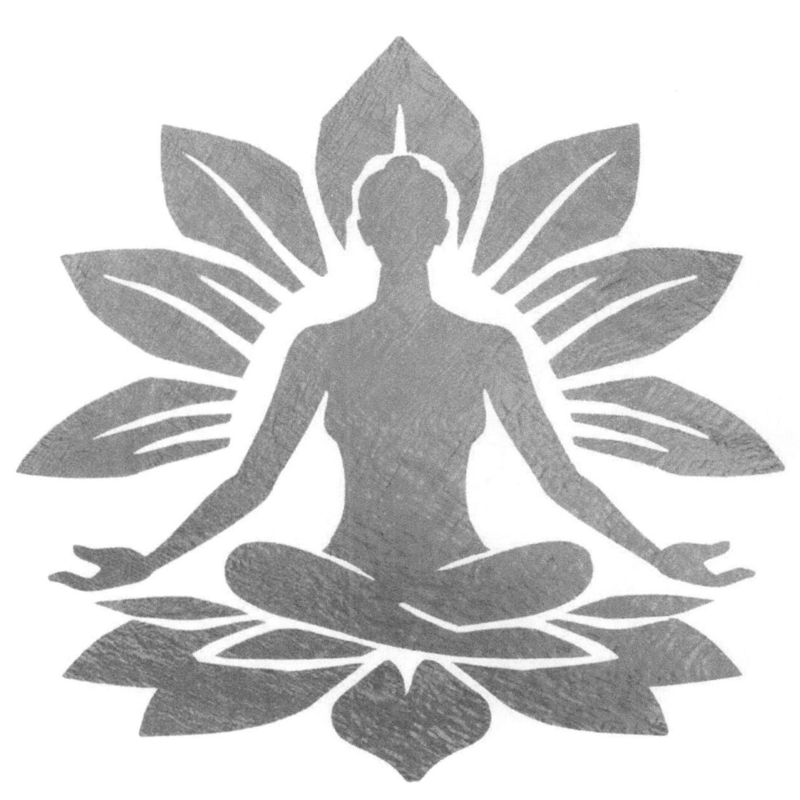

Möge diese Meditation dir dabei helfen, Frieden
mit deiner Vergangenheit zu finden und zu
schließen und dich auf deinem Weg zur
inneren Heilung und zur Entfaltung
deines wahren Selbst begleiten.

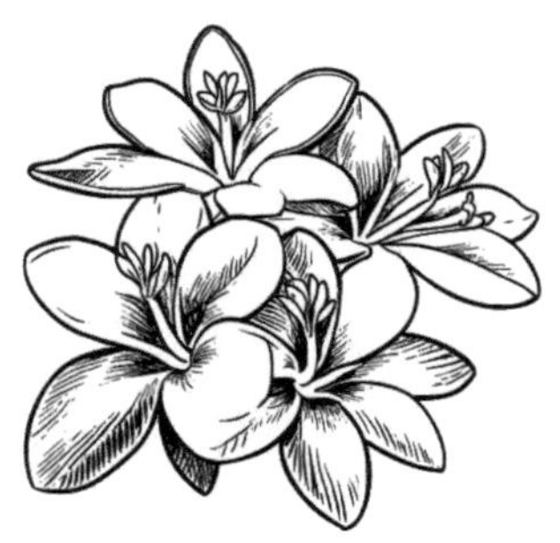

Heilung der Zeit

Eine Heilmeditation zum Frieden mit deiner Vergangenheit und Unterstützung deiner inneren Heilung.

Willkommen zur heilsamen Reise zum Frieden mit deiner Vergangenheit.

Schließe deine Augen und lass dich von dem sanften Fluss der Zeit mitnehmen, während du dich jetzt auf eine Frieden bringende Reise begibst.

Spüre, wie sich eine ruhige Gelassenheit in dir ausbreitet, während du dich gleich von der Last vergangener Ereignisse befreist.

Du begibst dich an einen malerischen Ort, umgeben von der Schönheit der Natur und dem beruhigenden Rauschen des Windes. Ein Gefühl von Ruhe und Gelassenheit überkommt dich, während du dich nun in diesem heiligen Raum niederlässt.

Vor dir erstreckt sich ein weites Feld der Erinnerungen, jede davon ein Puzzlestück deiner Vergangenheit. Du bist eingeladen, dich mit jeder deiner bewussten und unbewussten Erinnerung zu verbinden, sie anzunehmen und zu umarmen, ohne Urteil oder Schuld.

Du atmest ganz ruhig und entspannt. Du bist vollkommen ruhig und entspannt.

Mit jedem Atemzug lösen sich die Ketten deiner Vergangenheit, und du spürst eine tiefe Erleichterung, die von innen heraus kommt.

Die innere Schwere und Dunkelheit der Vergangenheit weichen dem Licht der Heilung, und du fühlst dich frei von den Fesseln der Vergangenheit.

In diesem Moment der inneren Versöhnung umarmst du deine Vergangenheit mit allen Höhen und Tiefen. Du erkennst, dass sie ein Teil deines Weges sind, der dich zu dem gemacht hat, wer du heute bist.

Mit neuem Verständnis und tiefer Dankbarkeit kehrst du langsam in die Gegenwart zurück. Du trägst die Erkenntnis in dir, dass Frieden mit der Vergangenheit der Schlüssel zur Freiheit und Glück im Hier und Jetzt ist.

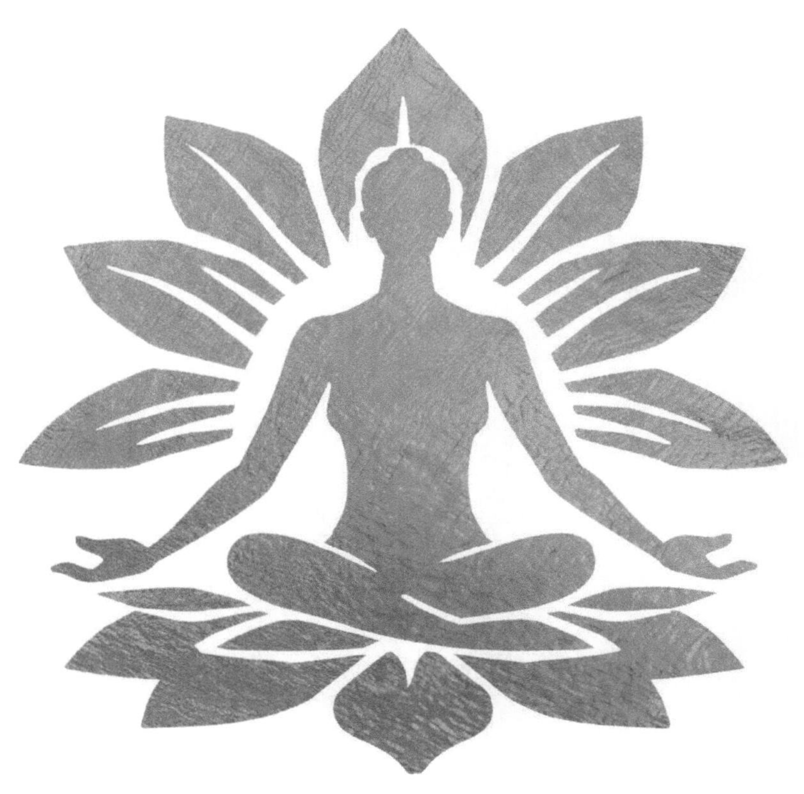

Möge diese Meditation dir helfen, die Kraft deiner Grenzen zu erkennen und zu nutzen, um dich selbst zu schützen und deine Bedürfnisse zu achten.

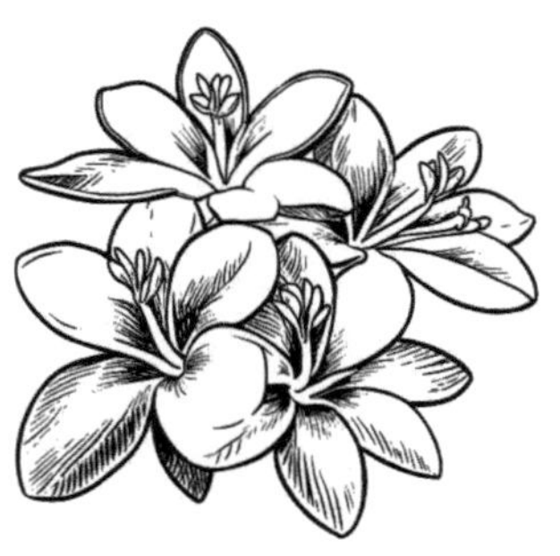

Die Kraft der Grenzen

Eine empathische Meditation zur Stärkung deiner Selbstachtung.

Willkommen zur Stärkung deiner Selbstachtung und deiner natürlichen Grenzen.

Bereite dich darauf vor, gleich in die Stille deines inneren Heiligtums einzutauchen. Schließe sanft deine Augen und lasse deinen Atem ganz sanft deinen Körper durchfluten.

Spüre, wie jede Einatmung Ruhe und Kraft in dich bringt, während jede Ausatmung Spannungen und Zweifel fortspült.

In diesem heiligen Raum der Selbstreflexion erlaube dir nun, die kraftvolle Energie der Grenzen zu erspüren. Sie sind wie unsichtbare Wächter, die über dein Wohlbefinden wachen und dich vor Überforderung und Erschöpfung schützen.

Fühle die Präsenz dieser Grenzen um dich herum, wie ein sanfter, aber unüberwindbarer Schutzschild. Sie sind ein Ausdruck deiner Selbstachtung und ein Zeichen deiner inneren Stärke.

Erlaube dir, deine Grenzen zu erkennen und anzuerkennen, ohne Angst oder Scham. Sie sind nicht dazu da, andere von dir fernzuhalten, sondern um dir selbst Nähe und Sicherheit zu geben.

Stell dir vor, wie du deine Grenzen mit jedem Atemzug stärkst, wie du sie mit Liebe und Achtsamkeit umhüllst. Sie sind ein wichtiger Teil von dir, Ausdruck deiner Authentizität und Selbstliebe.

Erlaube dir, deine Grenzen klar und deutlich zu kommunizieren, ohne Aggression oder Abwehr. Du hast das Recht, für deine Bedürfnisse einzustehen und deine Wünsche zu äußern, ohne dich dafür rechtfertigen oder entschuldigen zu müssen.

Spüre, wie sich eine tiefe Ruhe und Zufriedenheit in dir ausbreitet, wenn du deine Grenzen respektierst und achtest. Du bist im Einklang mit dir selbst, in Harmonie mit deiner inneren Weisheit.

Bleibe noch einen Moment lang in dieser heiligen Verbindung mit der Kraft deiner Grenzen und spüre die Stärke, die von ihnen ausgeht.

Und dann kehre gestärkt in deinen Raum zurück.

Wenn du bereit bist, öffne deine wunderschönen Augen und nimm das Gefühl der Klarheit und des Friedens in deinen Alltag mit.

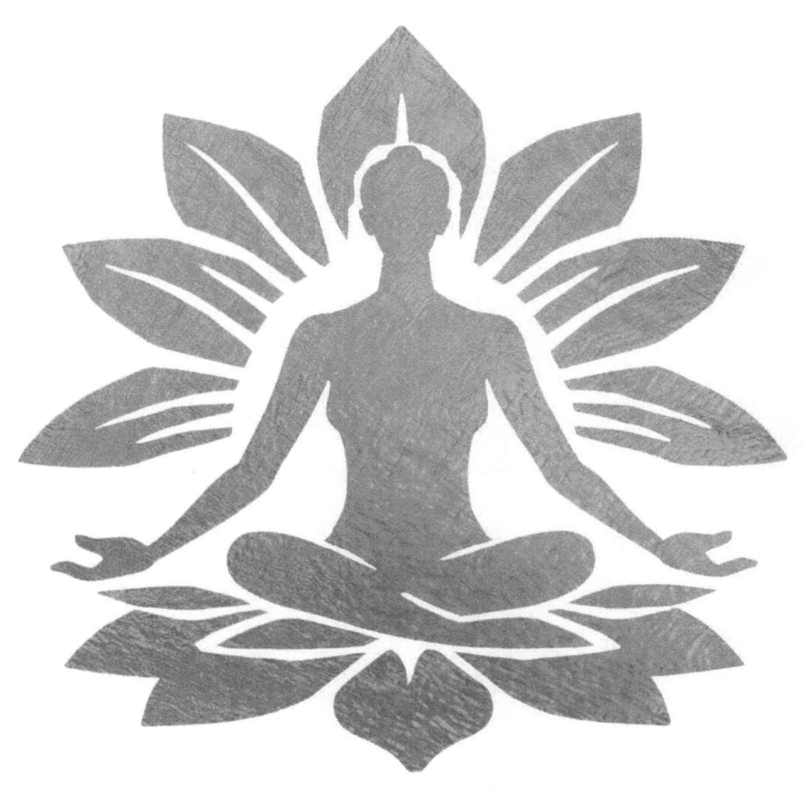

Möge dir diese Heilmeditation dabei helfen, dich wieder als Frau zu fühlen und deine Weiblichkeit in all ihren Facetten zu ehren und zu lieben.

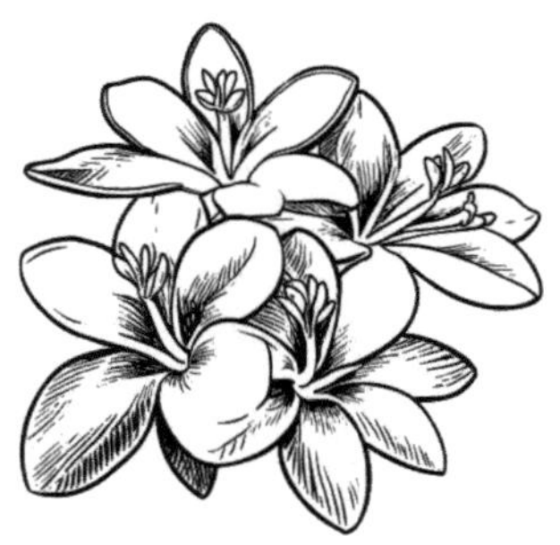

Rosenblüten der Weiblichkeit

Eine nährende Meditation zur sanften Rückkehr zur Ur-Weiblichkeit.

Willkommen zur Rückkehr zu deiner wundervollen ureigenen Weiblichkeit.

Schließe sanft deine Augen und spüre die Weichheit deines Atems, während du es dir jetzt so richtig bequem machst, bis du angenehm sitzt oder liegst.

Lass alle Gedanken an dir vorüberziehen und konzentriere dich einfach auf deinen ruhigen Atem. Atme tief ein und aus, und erlaube dir, dich jetzt ganz mit deiner weiblichen Essenz zu verbinden. Fühle die Sanftheit und die Kraft, die in dir wohnen, und erlaube dir, dich wieder vollkommen als Frau zu fühlen.

Stell dir vor, wie sich um dich herum ein strahlendes Licht bildet, das die Farben der Weiblichkeit trägt, welche auch immer das jetzt für dich sind.

Dieses Licht umhüllt dich mit Liebe, mit Mitgefühl und mit Selbstakzeptanz.

Spüre, wie dieses Licht deine Seele sanft nährt und jetzt deine Weiblichkeit zum Strahlen bringt. Erlaube dir, dich mit deinen weiblichen Energien und Qualitäten zu verbinden- mit deiner Intuition, deiner Kreativität, deiner Sinnlichkeit, deiner Sexualness.

Stell dir vor, wie du in einen Raum voller duftenden Rosenblüten eintauchst, deren betörender Duft deine Sinne belebt und deine Seele erhebt.

Lass dich von ihrer Schönheit und Anmut inspirieren und spüre, wie sie deine Weiblichkeit stärken.

Erlaube dir, dich ganz in deinem Körper zu Hause zu fühlen, ihn zu lieben und zu ehren, genauso wie er ist. Fühle die Kraft deiner Weiblichkeit in jeder Zelle deines Seins und erkenne, dass sie deine größte Quelle der Stärke und des Trostes ist.

Bleibe noch einen Moment in diesem heiligen Raum der Weiblichkeit und genieße das Licht und die Liebe, die dich umgeben.

Wenn du bereit bist, dann öffne sanft deine Augen und kehre mit einem Gefühl der Ruhe und Verbundenheit in deinen Alltag zurück.

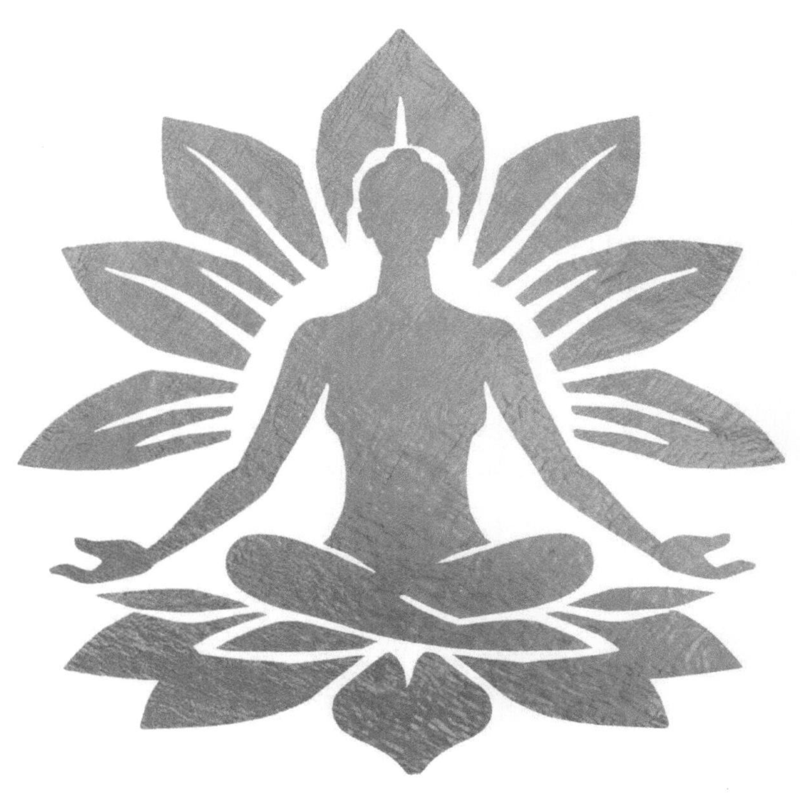

Möge dir diese Meditation das unbändige
Vertrauen ins Leben schenken und dich daran
erinnern, dass du immer von der Liebe des
Universums getragen wirst.

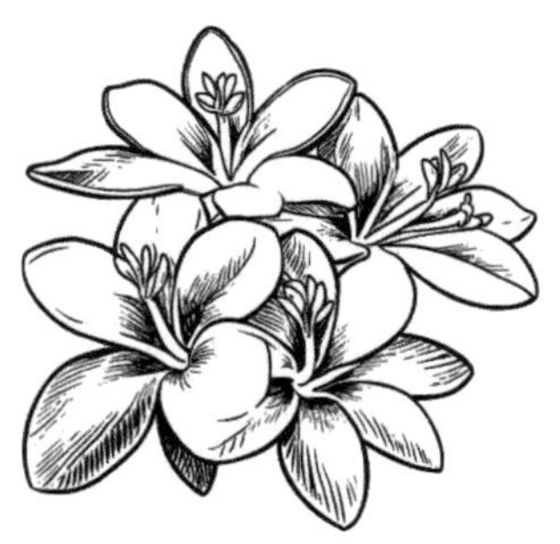

Der Fluss des Vertrauens

Eine magische Meditation zur Stärkung des Vertrauens ins Leben.

Willkommen zur Reise zum Fluss des Vertrauens.

Schließe behutsam deine Augen und finde eine bequeme Position, in der du dich vollkommen entspannen kannst. Nimm ein paar ruhige, tiefe Atemzüge zu dir und spüre, wie sich deine Gedanken beruhigen und mit jedem Atemzug jetzt immer mehr Anspannung von dir abfällt.

Visualisiere nun ein strahlendes Licht, das von oben auf dich herab scheint. Dieses Licht ist nährend und warm, voller Liebe, Geborgenheit und Vertrauen. Stell dir vor, wie es dich vollkommen umhüllt und dich mit seiner heilenden Energie erfüllt.

Atme diese Energie tief ein und spüre, wie sie deine Seele durchdringt. Lass alle Zweifel und Ängste los, die dich belasten und erlaube dir, dich ganz dem Fluss des Lebens hinzugeben.

Fühle, wie du dich mit dem Universum auf magische Weise verbunden fühlst, wie du Teil eines größeren Plans bist. Erlaube dir, dem Leben zu vertrauen, auf all seine Wunder und Überraschungen.

Stell dir nun vor, wie du dich auf einem sanften Fluss treiben lässt, voller Mut und ohne Angst vor dem Unbekannten. Vertraue darauf, dass das Leben dich trägt und sicher ans Ufer führen wird, egal wohin der Fluss dich bewegt.

Spüre, wie sich ein tiefes Gefühl von Sicherheit und Gelassenheit in dir ausbreitet, während du dich dem Fluss des Lebens jetzt vollkommen anvertraust. Du bist sicher, du bist geschützt, du bist geliebt.

Atme diese Gewissheit tief ein und lass sie durch jede Zelle deines Körpers strömen. Fühle, wie sich dein Herz noch mehr öffnet und sich mit tiefer Dankbarkeit für das Leben füllt.

Bleibe noch einen Moment lang in dieser Verbundenheit und genieße den Frieden, den es dir schenkt.

Wenn du bereit bist, dann kehre langsam zurück, öffne deine Augen und komm voller Sicherheit und tiefem Urvertrauen in deinen Alltag zurück.

Du bist eins mit allem, was ist und das Leben selbst ist deine größte Quelle der Sicherheit.

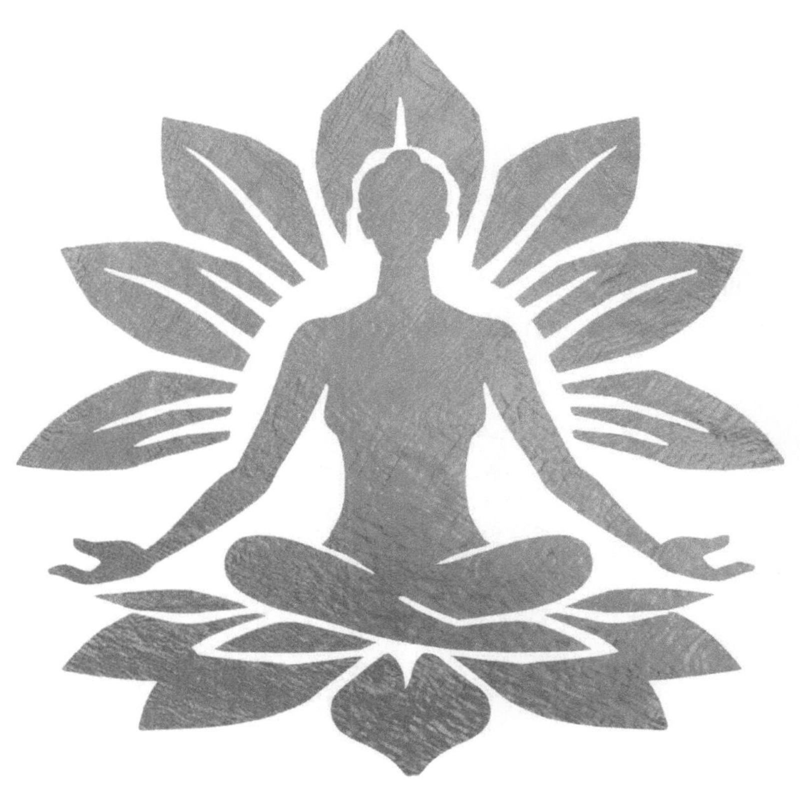

Möge dich diese Meditation auf dem Weg zur
Befreiung von Schuldgefühlen unterstützen.

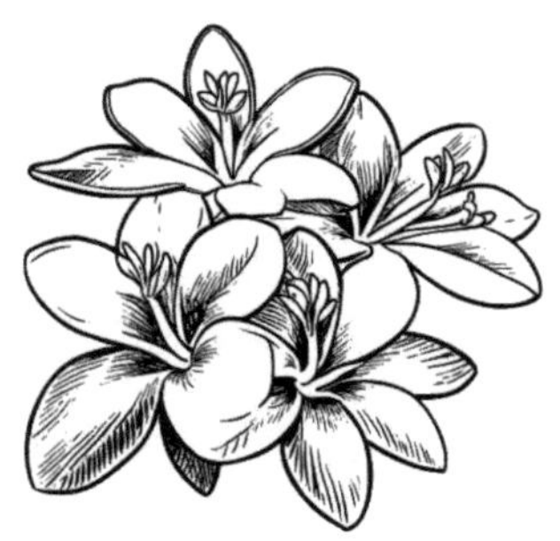

Licht der Reinigung

Eine meditative Reise zur Klärung von Schuldgefühlen.

Willkommen zu dieser Meditation, die dich auf eine Reise zur Klärung von Schuldgefühlen mitnimmt.

Finde eine bequeme Position, sei es im Sitzen oder Liegen, und schließe ganz sanft deine Augen. Erlaube dir, dich dem sanften Fluss der Reinigung hinzugeben.

Atme ganz ruhig und entspannt tief ein und aus und spüre, wie du mit jedem Atemzug frische Energie in deinen Körper aufnimmst, die dich mit einer tiefen inneren Reinigung verbindet.

Stell dir nun vor, wie du dich langsam in ein leuchtendes Licht der Vergebung begibst, ein Raum voller Reinheit und Annahme. Fühle, wie diese Licht die Dunkelheit aller bewussten und unbewussten Schuldgefühle erhellt und sie auf magische Weise in pure, reine Liebe und Vergebung verwandelt.

Nimm dir einen Moment, um die heilsame Wirkung dieses reinigenden Lichts zu spüren, das dich umgibt und dich auf deinem persönlichen Weg der inneren Reinigung kraftvoll begleitet. Es ist wie ein warmer, sanfter Sommerregen, der deine Aura und deine Seele reinigt und dir Erlösung schenkt.

Erlaube dir, in dieser wohligen Umarmung des Lichts zu verweilen, sie vollkommen anzunehmen und dich von seiner liebevollen Kraft tragen zu lassen. Es ist deine Quelle der Klärung, deine Quelle der Transformation, deine Quelle des inneren Friedens.

Nimm dir noch einen Moment, um diese Erfahrung der Klärung und Befreiung von Schuldgefühlen ganz in dich aufzunehmen und spüre, wie sich deine Lasten leichter anfühlen, während du dich dem Licht der inneren Reinigung noch mehr öffnest.

Und dann kehre langsam in den Raum zurück. Öffne deine wunderschönen Augen und trage diese liebevolle Energie in deinem Herzen.

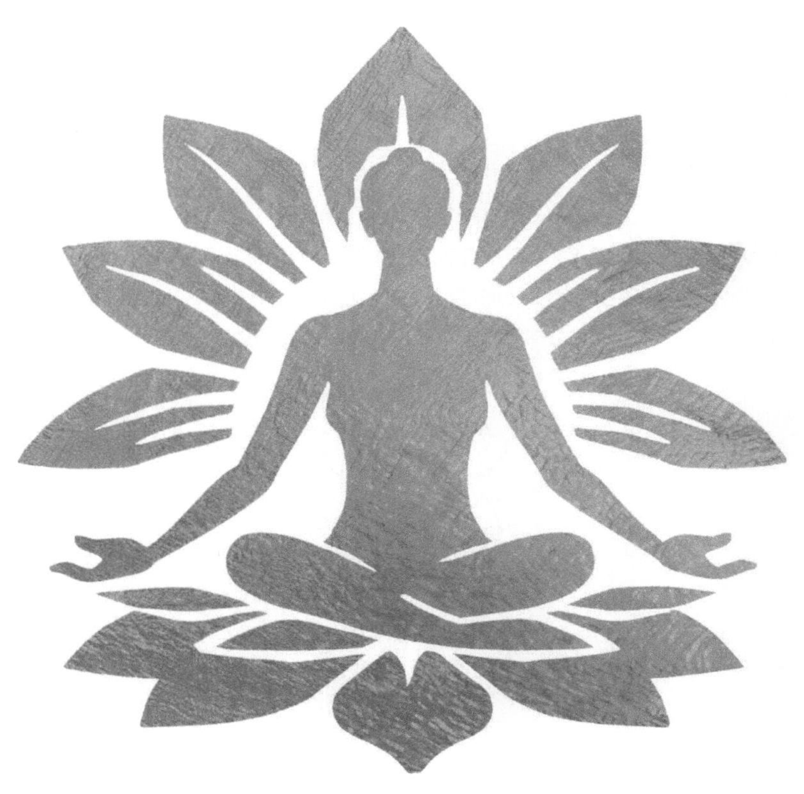

Möge diese Meditation dir helfen, eine tiefere
Verbindung mit deiner inneren Freiheit zu finden
und dich auf dem Weg zur Befreiung von
Schamgefühlen unterstützen.

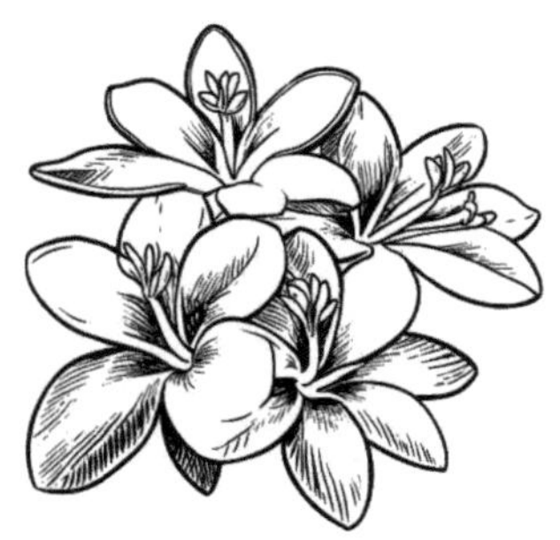

Licht der Freiheit

Eine meditative Reise zur Befreiung von Scham-gefühlen.

Willkommen zu dieser Meditation, die dich nun auf eine magische Reise zur Befreiung von Scham-gefühlen mitnimmt.

Mach es dir nun ganz bequem, so bequem wie möglich und schließe ganz sanft deine Augen. Erlaube dir, dem dem sanften Fluss der Freiheit hinzugeben.

Atme tief ein und aus und spüre, wie du mit jedem Atemzug ein Gefühl von Freiheit in dir aufnimmst und mit jedem Ausatmen jegliche Anspannung aus deinem Körper und deinem System löst.

Stell dir vor, wie vor dir eine Lichtsäule der Akzeptanz aus dem Nichts erscheint und wie du dich vertrauens-voll in dieses Licht begibst. Ein Gefühl von Wärme und Annahme durchflutet dich.

Fühle, wie dieses Licht die Dunkelheit aller bewussten und unbewussten Schamgefühle erhellt und sie in reine Liebe und Selbstannahme verwandelt.

Nimm dir Zeit, um die sanfte Wirkung dieses befrei-enden Lichts zu spüren, das dich umgibt und dich auf deiner Reise zur inneren Freiheit begleitet. Es ist wie ein sanfter Wind, der dich ermutigt, deine Lasten loszulassen und dich leichter zu fühlen. Jetzt.

Erlaube dir, diese wohlige Umarmung des Lichts mit jeder Pore zu genießen und dich tragen zu lassen. Es ist deine magische Quelle der Befreiung, deine Quelle des Loslassen, deine Quelle des Selbstausdrucks.

Nimm dir noch einen Moment, um vollkommen zu spüren, wie sich deine Lasten leichter anfühlen, während du dich dem Licht immer mehr öffnest.

Und dann komm langsam zurück in diesen Raum und diese Zeit. Trage diese liebevolle Energie mit dir und öffne sanft deine Augen. Herzlich willkommen zurück.

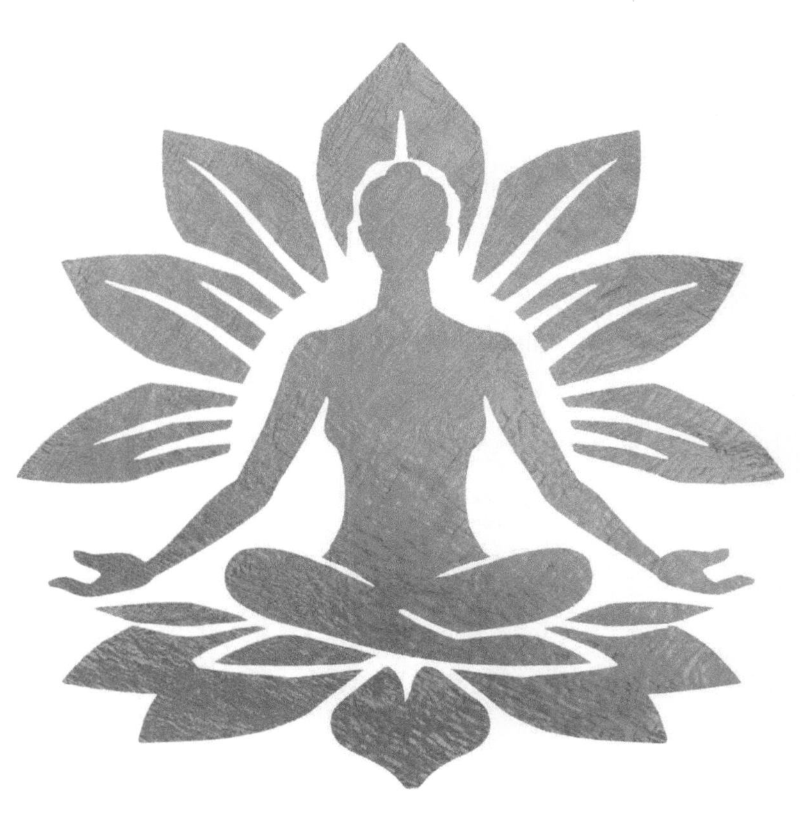

Mögest du glücklich sein und
dir selbst verzeihen.

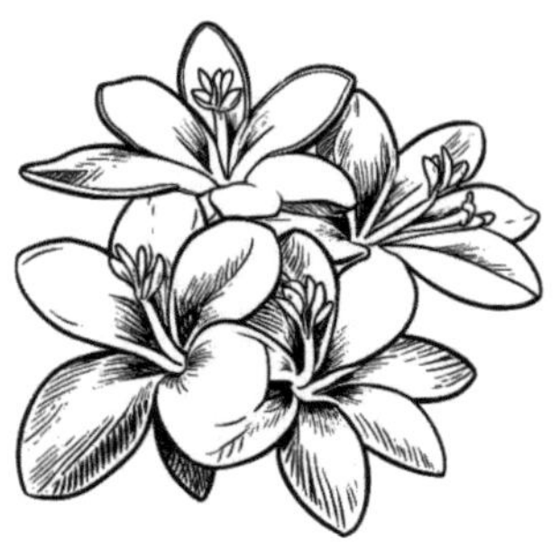

Die Befreiung des Herzens

Eine meditative Reise zur Selbstvergebung.

Willkommen zur Befreiung deines Herzens durch die Magie der Selbstvergebung.

Schließe sanft deine Augen und finde eine angenehme Position, in der du dich nun entspannen kannst. Atme tief ein und aus, und spüre, wie sich deine Gedanken jetzt beruhigen und dein Geist zur Ruhe kommt.

Stell dir vor, wie du in einen stillen Garten gehst, umgeben von einer sinnlichen Atmosphäre der Liebe und des Mitgefühls. In der Mitte des Gartens befindet sich ein glitzernder Teich, dessen ruhige Oberfläche das Licht der Mondin widerspiegelt.

Nimm dir einen Moment, um die ganze Schönheit dieses Ortes wahrzunehmen und dich mit der friedlichen Energie um dich herum zu verbinden. Spüre, wie sich deine Seele sanft öffnet und bereit ist, Heilung und Vergebung zu empfangen.

Als du am Ufer des Teiches stehst, bemerkst du eine Gestalt, die sich im klaren Wasser spiegelt. Es ist dein eigenes Selbst, das dir liebevoll entgegenblickt.

Erlaube dir, diesen Moment der Begegnung jetzt ganz zu genießen und dich mit deinem inneren Wesen zu verbinden.

Dann nimmst du einen Stein in die Hand und hältst ihn sanft in deinen Fingern. Dieser Stein symbolisiert all die Dinge, die du dir selbst vergeben möchtest- die vermeintlichen Fehler, die du gemacht hast, die Worte, die du gesagt oder nicht gesagt hast, die Taten, die du vielleicht noch bereust.

Atme tief ein und aus und spüre, wie du all diese Lasten auf den Stein überträgst. Fühle, wie deine Schulter immer leichter und leichter werden und deine Seele erleichtert wird, während du loslässt und dich für deine menschliche Unvollkommenheit akzeptierst.

Dann wirfst du den Stein sanft in den Teich und beobachtest, wie er langsam untergeht und im klaren Wasser verschwindet. Mit jedem Spritzer spürst du, wie sich die Ketten der Vergangenheit lösen und Raum für Heilung und Wachstum schaffen.

Erlaube dir, diesen Moment der Selbstvergebung ganz bewusst in dich aufzunehmen. Spüre die tiefe Verbundenheit zu deinem inneren Selbst, als wären es die sanften Hände eines Freundes, der dich jetzt liebevoll umarmt. Fühle die sanfte Gnade, die dich umgibt und dich mit ihrer Kraft erfüllt.

Erlaube dir, dich von der Schönheit und Heilung der Selbstvergebung tragen zu lassen. Sie ist deine Quelle der Befreiung und der Erneuerung.

Wenn du bereit bist, dann kehre langsam aus dieser Meditation zurück und öffne sanft deine Augen. Nimm dir noch einen Moment, um die Wärme und das Licht in deinem Herzen zu spüren und erinnere dich daran, dass du jederzeit zu diesem Ort der Selbstvergebung zurückkehren kannst, um Frieden und innere Harmonie zu finden.

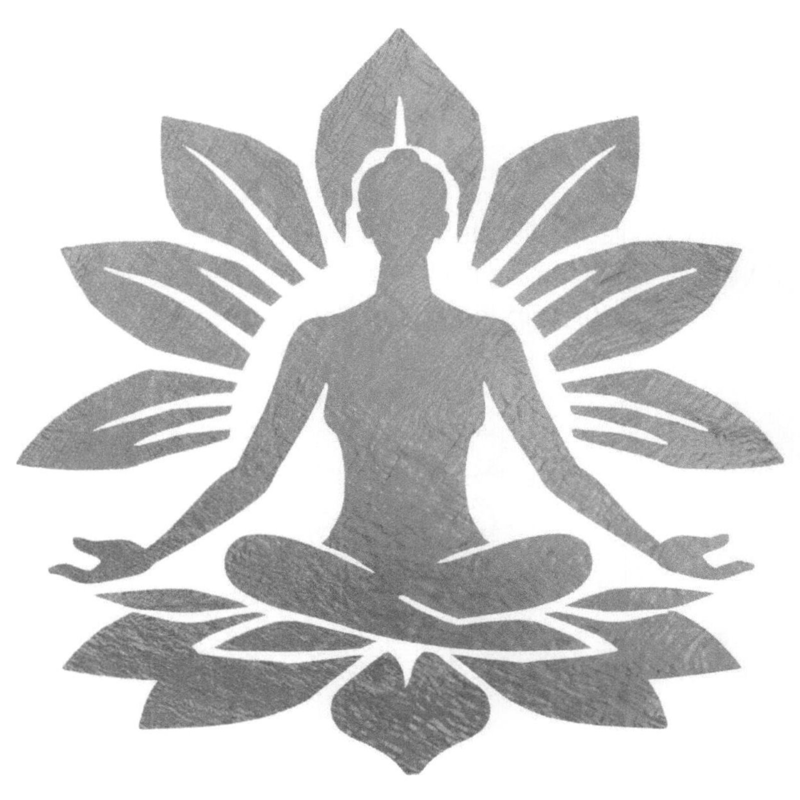

Möge diese Meditation dir helfen, eine tiefere
Verbindung mit deinen Energiezentren zu finden
und dich in ihrer Harmonie erheben.

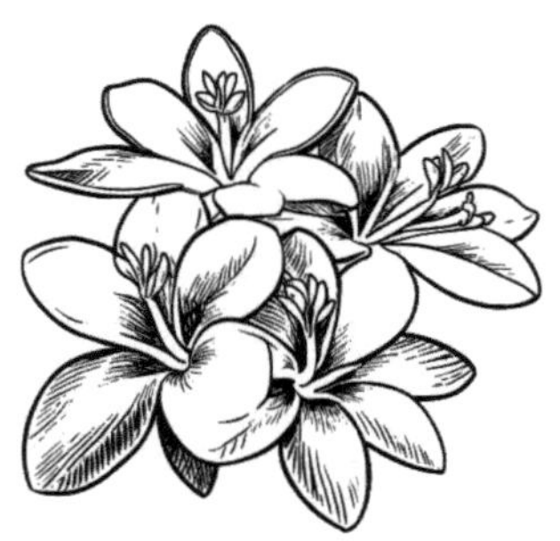

Harmonie der Chakren

Eine Meditation zur Ausbalancierung und Ausrichtung deiner Energiezentren.

Willkommen zu dieser Meditation, die dich gleich auf eine Reise zur Ausbalancierung deiner Energiezentren mitnimmt.

Mach es dir nun ganz bequem, so bequem wie gerade möglich. Schließe behutsam deine wunderschönen Augen und erlaube dir, dich ganz auf den Fluss der Energie in deinem Körper einzulassen.

Beginne damit, deine Aufmerksamkeit auf deinen Atem zu lenken. Spüre, wo du noch Verspannungen oder Anspannungen wahrnimmst und atme sanft dorthin.

Nimm nun mit jedem Atemzug die Energie der Harmonie in dich auf und erlaube dir selbst, dich mit der Kraft deiner sieben Chakren zu verbinden.

Stell dir vor, wie du dich langsam in den bunten Fluss der Chakren-Harmonie begibt, ein heiliger Strom voller Licht und Regenbogenfarben.

Fühle die magische Präsenz deiner Energiezentren, die wie tanzende Energiewirbel freudig aufgeregt sind, sich liebevoll um dich scharen und dich auf eine Reise zu den magischen Tiefen deiner inneren Welt führen.

Spüre jeden Energiewirbel immer größer und größer werden. Sieh vor deinem inneren Auge die leuchtende Farbe jedes einzelnen Chakras von unten nach oben: rot, orange, gelb, grün, türkis, blau, violett.

Visualisiere und spüre jede einzelne Farbe, ihre lebendige Präsenz, die Energie, die sie ausstrahlt, die wunderschöne Harmonie.

Vielleicht spürst du auch Wärme oder ein Kribbeln in einem Bereich deines Körpers. Gib dich ganz deinen Empfindungen hin, beobachte einfach nur, ohne zu bewerten.

Du bist ein Wesen des Gleichgewichts, geboren aus der Einheit des Universums, geschaffen aus der reinen Essenz des Lichts.

Spüre ganz bewusst die tiefe Verbundenheit mit deinen Energiezentren. Fühle ihre kraftvolle Präsenz.

Erlaube dir, in dieser liebevollen Verbundenheit zu verweilen und dich von der magischen Schönheit und Ausgeglichenheit deiner Chakren tragen zu lassen. Sie sind deine energetische Quelle der Heilung.

Nimm dir noch einen Moment, um sie bewusst wahrzunehmen. Du bist eins mit deinen Energiezentren und sie werden dich kraftvoll auf all deinen Wegen begleiten.

Langsam kehre nun in den Raum zurück und öffne sanft deine Augen. Trage die Harmonie deiner Chakren ganz bewusst mit dir, in der Gewissheit, dass du sie jederzeit wieder abrufen kannst.

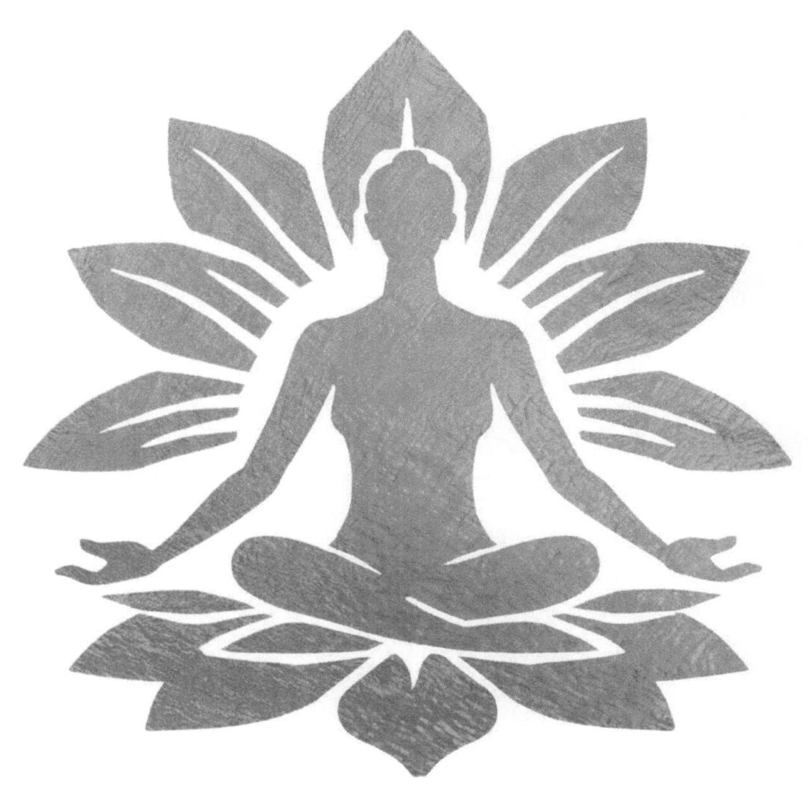

Möge diese Meditation dir helfen, mehr
Flexibilität zu finden und dich in ihrer Anmut und
Leichtigkeit erheben.

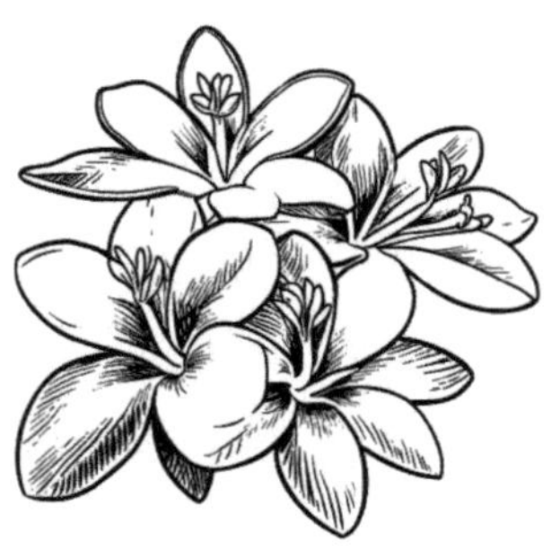

Tanz der Flexibilität

Eine meditative Reise zur Förderung körperlicher und mentaler Flexibilität.

Willkommen zu dieser Meditation, die dich jetzt gleich auf eine Reise für deine Sanftheit und Flexibilität mitnimmt.

Finde nun eine ruhige und bequeme Position, sei es im Sitzen oder Liegen, und schließe sanft deine Augen. Erlaube dir, dich ganz auf den Tanz deiner Flexibilität einzulassen.

Beginne damit, deine Aufmerksamkeit auf deinen Atem zu lenken. Spüre, wie du mit jedem Atemzug die Energie von Bewegung in dich aufnimmst und dich mit der Kraft deiner Flexibilität verbindest.

Stell dir vor, wie du dich langsam in den Tanz der Flexibilität begibst, ein heiliger Tanz voller Anmut und Leichtigkeit. Fühle die Präsenz deiner Flexibilität, wie sie dich liebevoll auf eine Reise zu den Grenzen deines Körpers führt, um sie auszudehnen.

Nimm dir einen Moment, um ganz die Freude in dir zu spüren, die sanfte Bewegung, die fließende Flexibilität, die unendliche Leichtigkeit. Du bist ein Wesen der Anmut, geboren aus der Harmonie des Universums, geschaffen aus der reinen Essenz des Tanzes der Energien.

Spüre die Verbundenheit, die du mit deiner inneren und äußeren Flexibilität teilst, als ihre Tänzerin, ihre Schülerin, ihre Freundin. Fühle ihre Präsenz und Liebe. Fühle ihre Schönheit, die dich mit sanfter Kraft erfüllt.

Erlaube dir, in dieser tänzerischen Verbundenheit zu verweilen und dich von der Schönheit und Leichtigkeit deiner Flexibilität tragen zu lassen. Sie ist deine Quelle der Bewegung, deine Quelle der Freiheit, deine Quelle der Lebendigkeit.

Nimm dir noch einen Moment, um diese Erfahrung der tänzerischen Leichtigkeit bewusst zu verinnerlichen und ganz zu genießen- deine Lebendigkeit, deine Freiheit.

Du bist flexibel im Handeln und im Denken, und deine Flexibilität wird dich auf deinem Weg der Entfaltung und des Wachstums begleiten, egal wohin du gehst.

Langsam kehre zurück in den Raum und öffne sanft deine wunderschönen Augen. Trage die tänzerische Freude, Lebendigkeit und Freiheit in deinen Alltag und lasse sie dich auf deinem ganz einzigartigen Weg unterstützen.

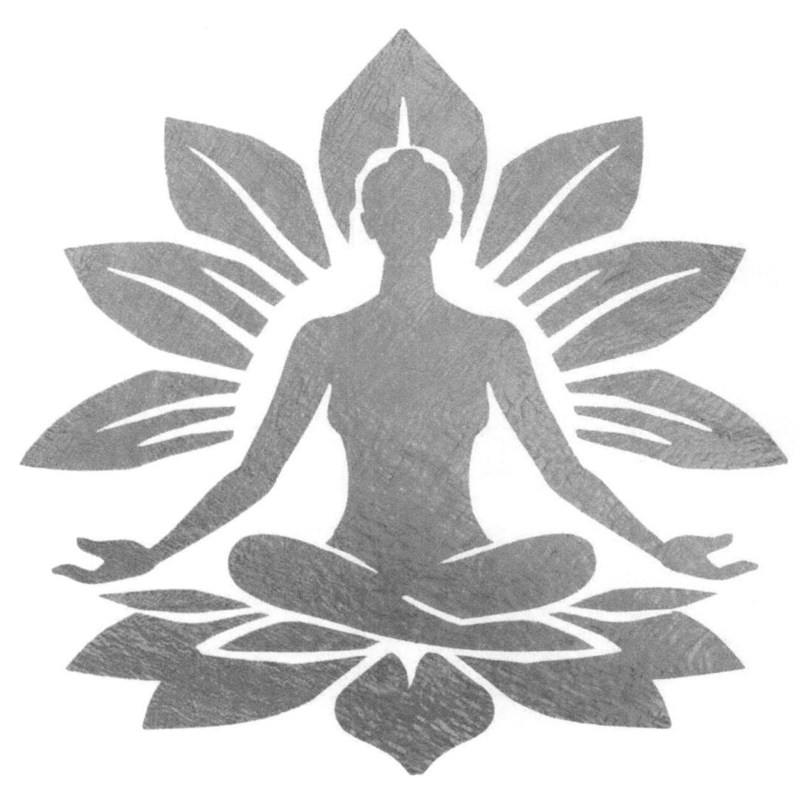

Möge diese Meditation dir helfen, einen tieferen und erholsameren Schlaf zu finden und dich in deinem Wunsch nach Ruhe und Entspannung unterstützen.

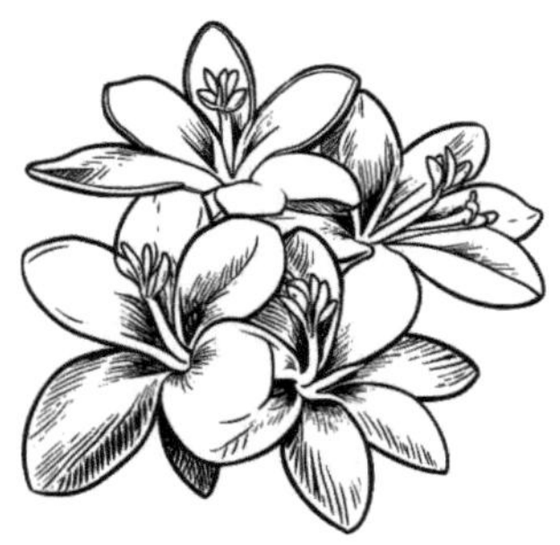

Sternenlichter

Eine Meditation zur Verbesserung deiner Schlafqualität. Du kannst sie für ein Power-Napping oder abends direkt zum Einschlafen anhören.

Willkommen zu dieser Meditation, die dich auf eine erholsame Reise mitnimmt.

Mach es dir jetzt ganz bequem, so bequem wie möglich. Nimm nun einen tiefen Atemzug und beim Ausatmen schließe ganz sanft deine wunderschönen Augen.

Erlaube dir selbst, dich auf den sanften Fluss des Schlafes einzulassen und deinen Alltag jetzt hinter dir zu lassen.

Lenke deine Aufmerksamkeit jetzt ganz bewusst auf deinen Atem. Spüre, wie du mit jedem Einatmen Entspannung in dich aufnimmst und mit jedem Ausatmen immer mehr Anspannung abgibst. Fühle, wie du dich mit der Kraft des Schlafes verbindest.

Stelle dir nun vor, wie du dich langsam in die sanfte Dunkelheit der Nacht begibst, ein heiliger Ort voller Ruhe und Frieden. Schau in den klaren Nachthimmel mit seinen Abermillionen funkelnden Sternenlichter, die dich liebevoll umgeben und dich auf eine magische Reise zu einem erholsamen Schlaf führen. Fühle ihre Magie und Präsenz.

Spüre die Ruhe in dir, die tiefe Entspannung, die beruhigende Stille, die unendliche Geborgenheit.

Du bist ein Wesen des Friedens.

Spüre die Liebe des Schlafes, die dich umhüllt und dich mit sanfter Kraft erfüllt.

Lass dich tragen von der Schönheit der Sternenlichter, von ihrem Glanz, der dich umhüllt.

Lass dich umarmen vom Schlaf, der dir nun Regeneration, Erholung und Wohlbefinden schenkt.

Lass dich tragen. Du hast es dir verdient.

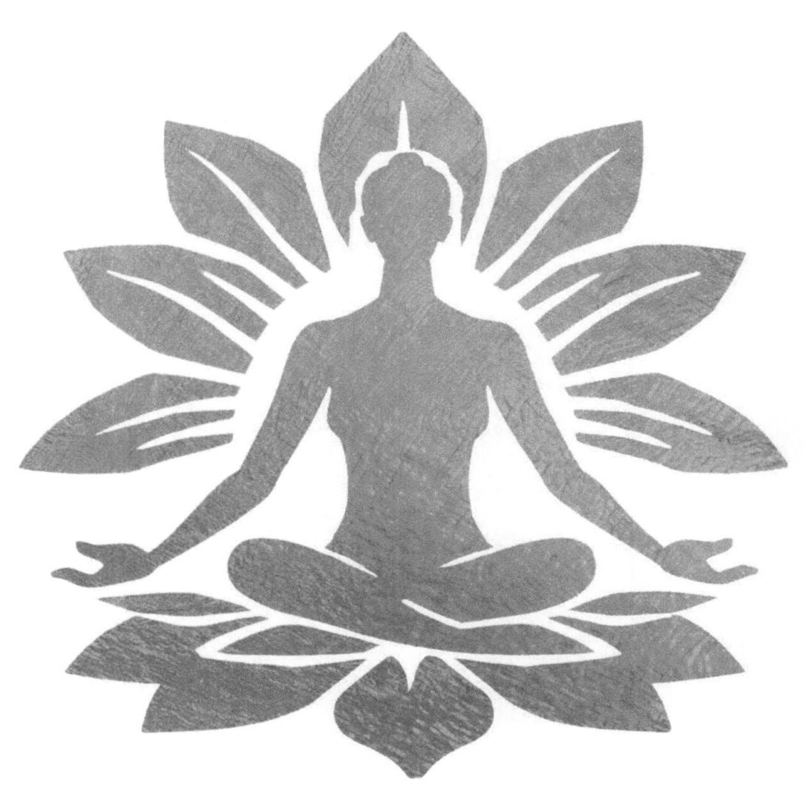

Möge diese Meditation dir helfen, eine tiefere Verbindung mit deinen innersten Sehnsüchten zu finden und dich in ihrer Klarheit und Erfüllung begleiten.

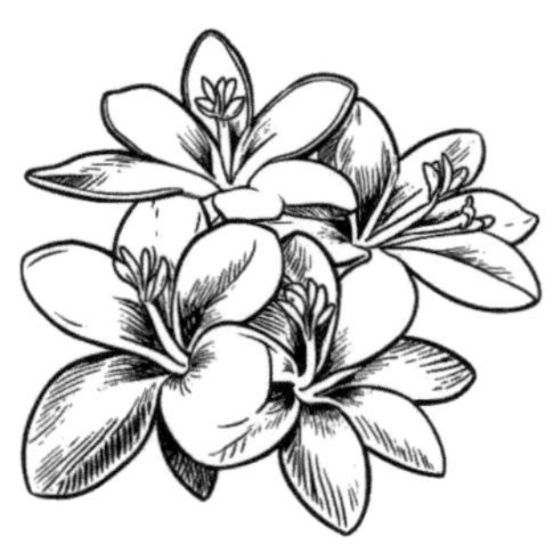

Das Licht der Bedürfnisse

Eine Reise zur Wahrnehmung und Erfüllung deiner innersten Sehnsüchte.

Willkommen zu dieser Meditation, die dich auf eine Reise zu mehr Klarheit und Erfüllung deiner innersten Sehnsüchte mitnimmt.

Finde eine ruhige und bequeme Position, sei es im Sitzen oder Liegen, und schließe sanft deine Augen. Erlaube dir, dich auf den sanften Fluss des Lichts einzulassen.

Atme tief ein und aus, und spüre, wie du mit jedem Atemzug das Licht der Erkenntnis in dich aufnimmst, das dich mit der Essenz deiner Bedürfnisse verbindet.

Stell dir vor, wie du dich langsam in das strahlende Licht deiner Seele begibst, ein heiliger Ort voller Klarheit und Selbstverständnis. Fühle die Präsenz des Lichts, wie es dich liebevoll umgibt und dich auf eine Reise zu einer tiefen Erkenntnis deiner innersten Sehnsüchte führt.

Nimm dir einen Moment, um die Wärme in dir zu spüren, die tiefe Gewissheit, die innere Ruhe, die unendliche Liebe. Du bist ein Wesen des Lichts, geboren aus der Reinheit deiner Seele, geschaffen aus der reinen Essenz der Erfüllung.

Spüre die tiefe Verbundenheit zu deinen innersten Sehnsüchten, als wären sie alte Freunde, die dich sanft umarmen und dich auf deinem Weg begleiten. Fühle ihre Wärme und Inspiration, die dich mit ihrer liebevollen Kraft erfüllen und dir Mut geben, deinen eigenen, authentischen Weg zu gehen.

Erlaube dir, dich von deine innersten Sehnsüchten und Wünschen tragen zu lassen. Sie zeigen sich in Form von Farben, Gefühlen, Gerüchen oder inneren Bildern. Beobachte einfach, ohne Erwartung. Deine innersten Sehnsüchte sind deine Quelle der Inspiration, deine Quelle der Erfüllung, deine Quelle des Lebens.

Nimm dir noch einen Moment, um diese Erfahrung zu verinnerlichen. Du bist eins mit deinen Sehnsüchten, und sie werden dich bei deinen wichtigsten Entscheidungen begleiten und dir deinen Weg der Selbstverwirklichung und des Wohlbefindens zeigen.

Langsam kehre zurück in den Raum und öffne sanft deine Augen. Trage das Licht deiner innersten Sehnsüchte in deinen Alltag und vertraue auf deine innere Stimme.

Notiere dir deine Erkenntnisse.

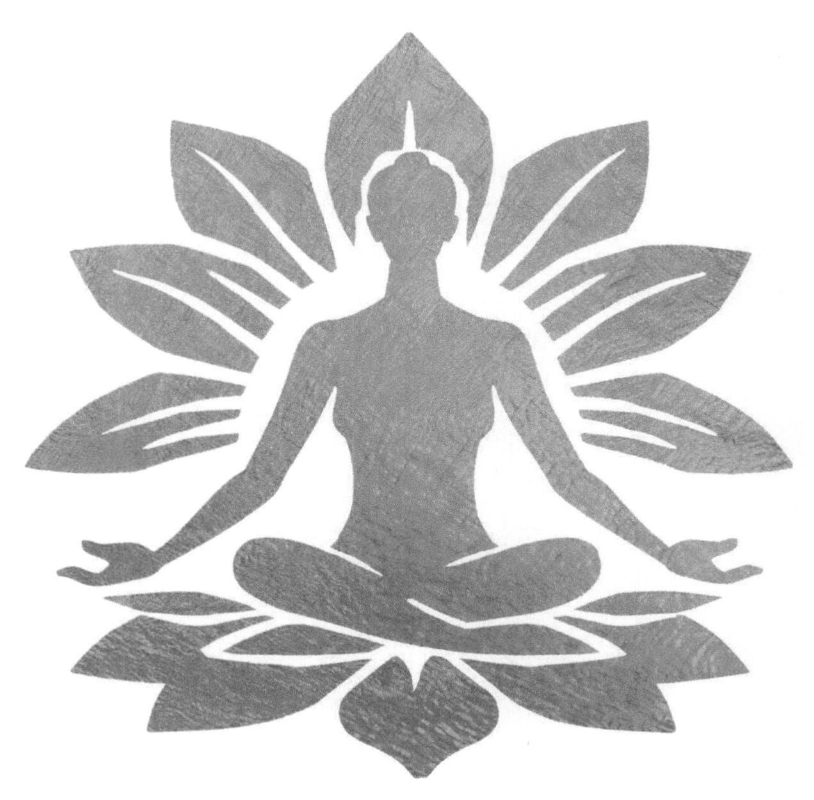

Möge diese Meditation dir helfen, die Schönheit und den Zauber des Lebens zu entdecken und deine Reise mit einer leichten, beschwingten Seele fortzusetzen.

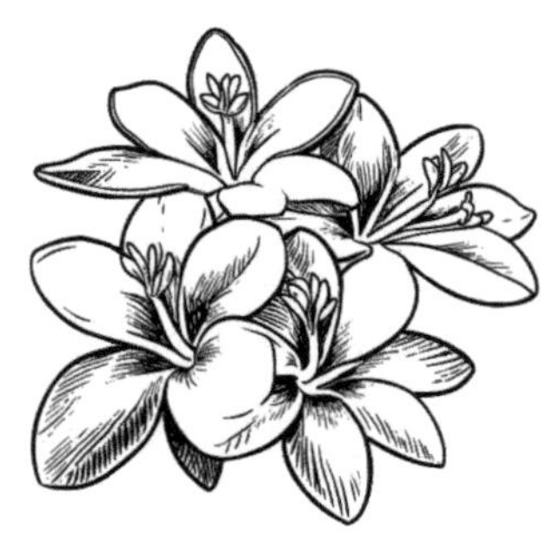

Leichtigkeit des Seins

Eine magische Heilmeditation zur Verstärkung deiner Lebensfreude.

Willkommen zu dieser Meditation, die dich auf einen heilsamen Tanz mit dem Leben mitnimmt und dir mehr Leichtigkeit und Lebensfreude schenkt.

Schließe behutsam deine Augen und lass den Alltag für einen Moment hinter dir. Spür, wie sich ein sanfter Hauch der Stille um dich legt, während du dich nun ganz bequem in deiner Meditationsposition einrichtest. Lass alle äußeren Gedanken los und finde dich in der Ruhe deines Inneren wieder.

Tief in deinen Schoßraum einatmend, öffne dich jetzt für die spielerische Energie, die die Welt um dich herum durchdringt. Stell dir vor, wie sich ein Schleier aus leuchtenden Farben um dich webt, getragen von der Essenz der puren Lebensfreude.

Fühle, wie diese Farben dich umarmen, dich mit ihrer leichten Lebendigkeit durchfluten. Erlaube dir, diesen Moment vollkommen wahrzunehmen, als wärst du ein stauendes, vergnügtes Kind.

Tauche ein in den Tanz des Lebens, spüre die rhythmischen Schwingungen deines Herzens, die dich durch die Melodie des Universums führen. Lass dich von der Musik des Lebens mitreißen, während du im Einklang mit deiner inneren Freude schwingst.

Erlaube dir, alle Schwere und alle Anspannungen loszulassen, und lass stattdessen die Leichtigkeit des Seins in dir aufgehen.

Spüre, wie sich ein sanftes Lächeln auf deinen Lippen
ausbreitet, wie deine Seele fliegt und wie das Leben
um dich herum zum Abenteuer wird.

Bleibe noch für einen Moment in diesem Tanz der
Leichtigkeit und Lebensfreude, und spüre die Freiheit,
die dich umgibt.

Wenn du bereit bist, kehre langsam in deinen Raum
und diese Zeit zurück.

Öffne behutsam deine Augen und nimm das Gefühl
der Lebendigkeit und des Staunens in deinen Alltag
mit.

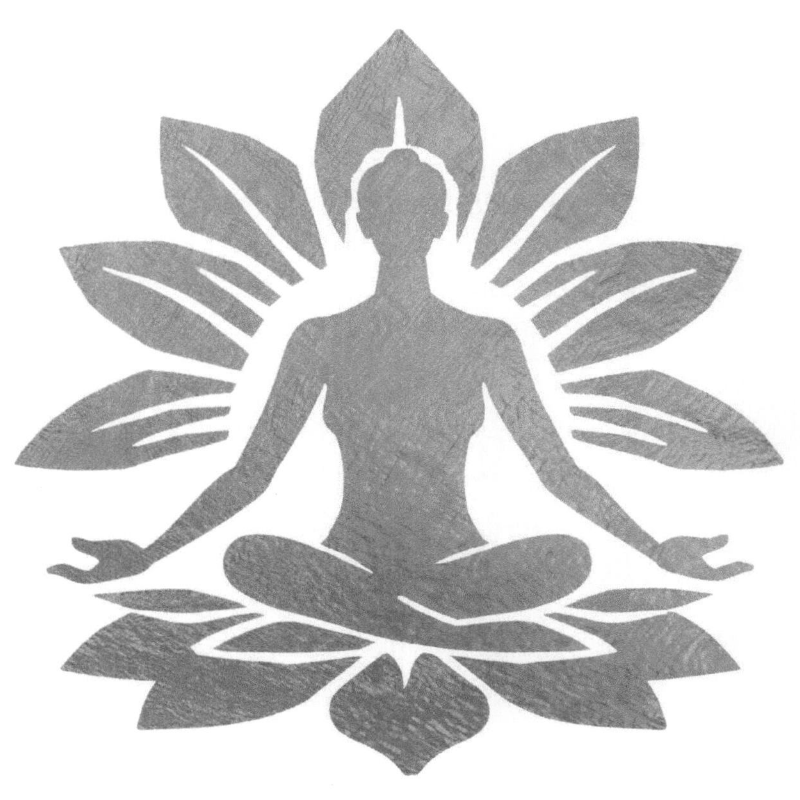

Möge diese Meditation dir helfen, deine
Energien zurückzurufen und wieder in deine
volle Kraft zu kommen, bereit, das Leben in
seiner ganzen Fülle zu umarmen.

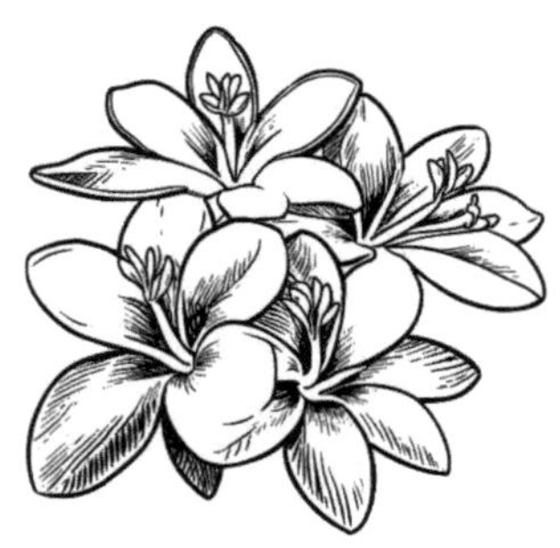

Strahlen der Rückkehr

Eine Meditation zum Rückruf deiner Energien.

Willkommen zu dieser Meditation, die dich dabei unterstützt, deine Energien zurückzuholen, um in deine volle Kraft zu kommen.

Schließe behutsam deine Augen und spüre die sanfte Bewegung deines Atems, während du es dir so richtig bequem machst. Lass jetzt alle äußeren Gedanken los und tauche ein in die Stille deines inneren Seins.

Atme tief in deinen Schoßraum ein und aus, und erlaube dir, dich mit deiner inneren Kraft und Vitalität zu verbinden. Fühle, wie sich um dich herum ein magisches, glitzerndes Licht bildet, das die Essenz deiner ureigenen Energie trägt.

Stell dir nun vor, wie deine Energiestränge, die sich im Laufe der Zeit in verschiedenen Situationen und Begegnungen verloren haben, um dich herum schweben. Sie sind die ganze Zeit da, längst bereit, wieder in dein Wesen zurückgerufen zu werden.

Nimm dir einen Moment, um jeden einzelnen dieser Energiestränge bewusst wahrzunehmen und zu erkennen, wo genau sie im Laufe der Zeit verloren gegangen sind. Vielleicht sind es Erinnerungen an vergangene Konflikte, ungelöste Emotionen oder einfach nur Momente, in denen du deine Kraft abgegeben hast.

Erlaube dir nun, diese Energien zurückzurufen, indem du sie liebevoll und achtsam einsammelst wie Blätter im Wind und zu dir zurückbringst.

Stell dir vor, wie sie sich langsam wieder mit deinem ganzen Wesen verbinden, und spüre, wie deine Kraft und Vitalität mit jedem zurückgerufenen Energiestrang zunimmt.

Fühle, wie sich ein Gefühl der Ganzheit und der Stärke in dir ausbreitet, während du deine Energien zurückrufst und wieder in dein Wesen integrierst. Du bist komplett, du bist kraftvoll, du bist eins mit dir selbst.

Bleibe noch einen Moment lang in dieser heiligen Verbindung mit deiner ureigenen Energie und genieße die Rückkehr deiner Kraft und Vitalität.

Wenn du bereit bist, öffne behutsam deine Augen und kehre mit einem Gefühl der Ruhe und des Friedens in deinen Alltag zurück.

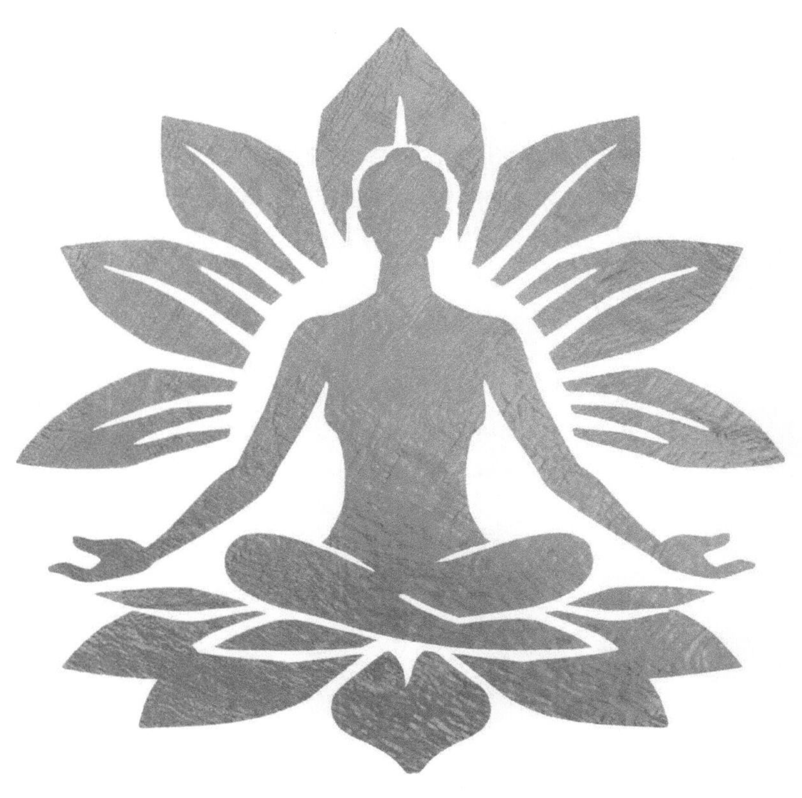

Möge diese Meditation dir helfen, eine tiefere
Verbindung mit der weiblichen Urkraft zu finden
und dich in ihrer Stärke, Schönheit
und Weisheit
erheben.

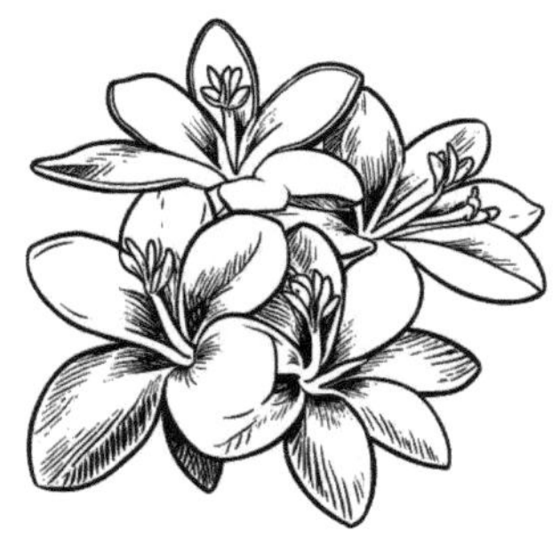

Quell der Weiblichkeit

Eine Reise zur Verbindung mit der weiblichen Urkraft.

Willkommen zu dieser Meditation, die dir mehr Stärke, innere Schönheit und Weisheit schenken wird.

Finde im Sitzen oder Liegen eine ruhige und bequeme Position. Schließe ganz sanft deine Augen und erlaube dir, dich ganz auf diese kraftvolle Reise zur Quelle der Weiblichkeit und Entdeckung ihrer Essenz einzulassen.

Lenke deine Aufmerksamkeit und Konzentration nun ungeteilt auf deine Atmung. Spüre, wie du mit jedem Atemzug die urtümliche Energie der Weiblichkeit aufnimmst und dich mit der Power der natürlichen weiblichen Urkraft verbindest. Du musst nicht wissen, wie das geht. Stell es dir einfach nur vor und setze deine Intension.

Stell dir vor, wie du dich langsam in den heiligen Tempel der Weiblichkeit begibst, ein imaginärer Ort der sinnlichen Stärke, der atemberaubenden Schönheit und der intuitiven Weisheit.

Fühle die Präsenz der weiblichen Urkraft, wie sie dich liebevoll empfängt, vollkommen frei von Bewertungen, Urteilen und Erwartungen. Und sie führt dich auf eine Reise zu den tiefsten Geheimnissen deiner magischen Weiblichkeit.

Nimm dir einen Moment, um die Kraft in dir zu spüren, die unerschütterliche Stärke, die unendliche Weisheit, die grenzenlose Liebe. Fühle sie in deinem Herzen.

Du bist eine Göttin, geboren aus den Tiefen der Erde, geschaffen aus der reinen Essenz des Universums.

Spüre die weibliche Urkraft in dir, als ihre Verbündete, als ihre Verkörperung. Fühle ihre magische Liebe, die dich berührt und erfüllt. Jetzt.

Erlaube dieser liebevollen Kraft und Energie, dich noch stärker zu durchdringen. Lass dich tief im Herzen von der natürlichen Schönheit und Stärke deiner weiblichen Urkraft berühren, als deine unendliche Quelle der Selbstheilung und der Selbstliebe.

Nimm dir noch einen Moment, um diese Verbindung zu vertiefen und diese Erfahrung zu genießen. Du bist eins mit der weiblichen Urkraft. Fühle es. Genieß es.

Und dann kehre langsam zurück in den Raum. Trage die Stärke deiner weiblichen Urkraft und Energie in deinen restlichen Tag. Gestärkt und genährt, kraftvoll und sanft zugleich.

Öffne nun sanft deine Augen.

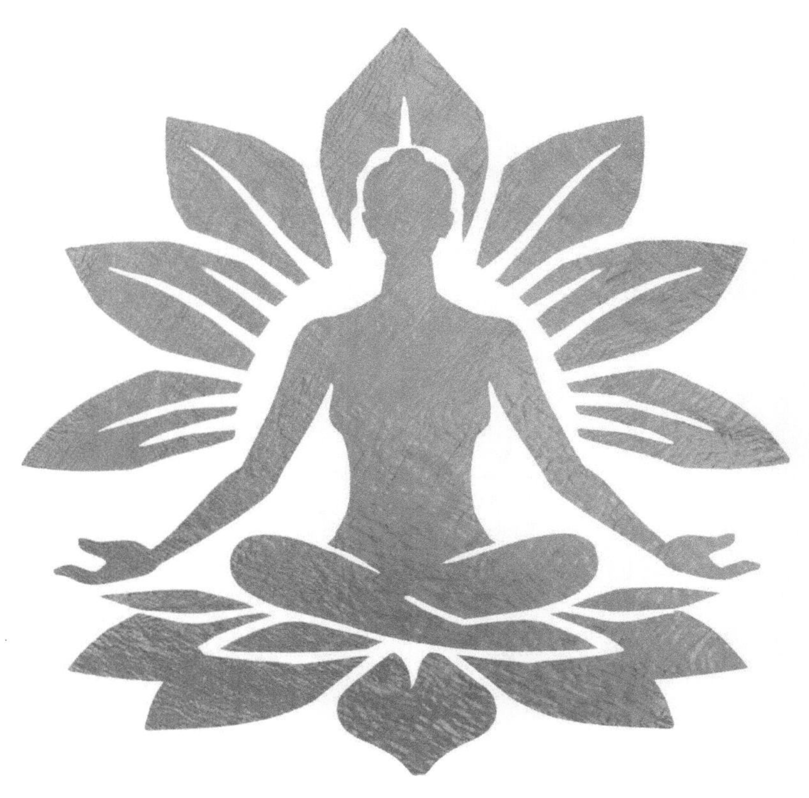

Möge dich diese Meditation in eine tiefere
Verbindung mit deiner innewohnenden
Herzensruhe führen und dich mit ihrem
Mitgefühl und ihrer Achtsamkeit
beschenken.

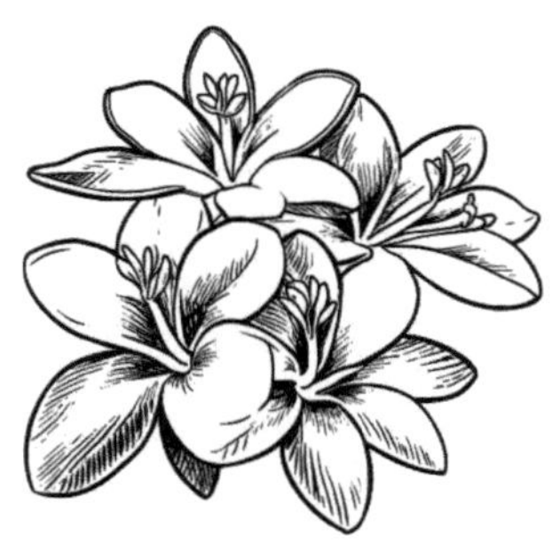

Herzensruhe

Eine Reise, die dich zur Kultivierung von Achtsamkeit und Selbstmitgefühl mitnimmt.

Willkommen zu dieser magischen Reise, die dir mehr Selbstmitgefühl und Achtsamkeit schenkt.

Mach es dir ganz bequem, so bequem wie möglich und schließe deine wunderschönen Augen. Atme tief durch. Und noch einmal. Und noch einmal.

Es gibt jetzt nichts mehr tun, nichts mehr zu leisten. Du kannst dich jetzt vollkommen entspannen und empfangen. Erlaube dir selbst, dich nun ganz auf die Ruhe deines Herzens einzulassen.

Lenke deinen Fokus nun ganz sanft auf deine Atmung. Spüre, wie du mit jedem Atemzug die Energie der Achtsamkeit in dich aufnimmst und dich mit der Kraft deines Selbstmitgefühls verbindest. Lass diese ruhige Energie einfach in dir aufsteigen, du musst nicht mal wissen, wie das geht. Lass es einfach geschehen.

Stell dir nun vor, wie du dich langsam in den Fluss der Herzensruhe begibst, ein heiliger Strom voller Liebe und Mitgefühl. Lass dieses Bild einfach in dir aufsteigen. Vielleicht siehst du bestimmte Farben oder einen Ort. Vielleicht ist ein Gefühl oder eine Wärme, die aus deinem physischen Herz aufsteigt. Nimm einfach nur wahr.

Fühle die Präsenz deiner Herzensruhe, wie sie dich liebevoll umhüllt und dich auf eine Reise zu den Tiefen deines Herzens führt.

Nimm dir einen Moment, um den Sanftmut in dir zu spüren, die liebevolle Präsenz, die nährende, unendliche Herzenswärme.

Du bist ein Wesen des Mitgefühls, geschaffen aus der reinen Essenz der Liebe.

Spüre die tiefe Ruhe in deinem Herzen. Und alles, was es dir nicht erlaubt- lass es los und löse es auf.

Fühle die reine Liebe, die jetzt mehr und mehr in dir aufsteigt und vollkommen umhüllt.

Erlaube dir, dich von der Wärme und Ruhe deines Herzens tragen zu lassen. Sie ist deine Quelle der Achtsamkeit, deine Quelle des Mitgefühls, deine Quelle des Friedens.

Nimm dir nun noch einen Moment, um diese Erfahrung der herzlichen Ruhe zu genießen und vollkommen wahrzunehmen.

Dann kehre langsam zurück in diesen Raum und diese Zeit zurück und öffne sanft deine wunderschönen Augen.

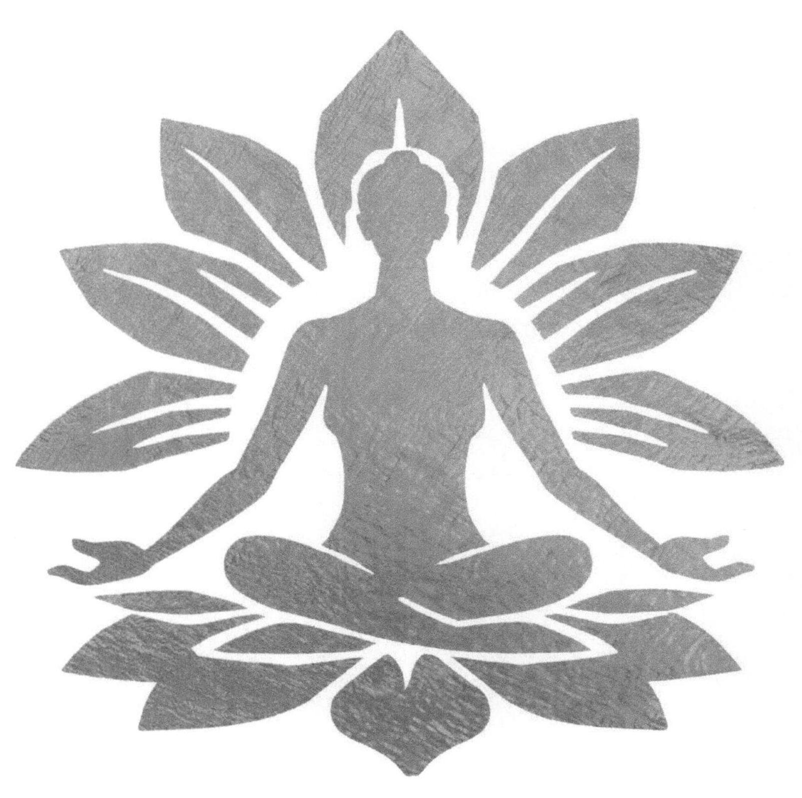

Möge dir diese Meditation ein geheiltes, weit geöffnetes Herz schenken.

Öffnung des Herzens

Eine meditative Reise zum Abbau deiner Herzmauer.

Willkommen zu dieser Meditation, die dir helfen wird, eine tiefere Verbindung mit deinem Herz zu finden und dich in seiner Offenheit und Liebe zu erheben.

Finde eine ruhige und bequeme Position, sei es im Sitzen oder Liegen, und schließe jetzt ganz sanft deine Augen. Atme ein paar Mal tief ein und aus, tief ein und aus. Erlaube dir, dich ganz auf die Liebe in deinem Herzen einzulassen.

Spüre, wie du jetzt mit jedem Atemzug die Energie der Offenheit in dich aufnimmst und dich mit der magischen Kraft deines Herzens verbindest.

Stell dir vor, wie du dich langsam in den Raum deines Herzens begibst, ein Ort voller Licht und Wärme.

Fühle die Präsenz deiner Herzmauer, wie sie sich um dich gebildet hat, um dein Herz zu schützen und zu behüten. Spüre die Festigkeit der Mauern, die du um dein Herz errichtet hast.

Nimm dir nun einen Moment, um die Zärtlichkeit in dir zu spüren, die sanfte Präsenz, die bereitwillige Offenheit, die unendliche bedingungslose Liebe für dich.

Du bist ein Wesen der Liebe, geboren aus der Reinheit des Herzens. Spüre die tiefe Verbundenheit, die du mit deinem Herzen teilst.

Erlaube dir, diese liebevolle Verbundenheit noch etwas auszuweiten, und noch ein bisschen mehr, und noch etwas mehr, über dein ganzes Wesen. Lass dich von der ganzen Schönheit deiner Herzenergie tragen.

Spüre, wie sich dein Herz immer mehr öffnet, wie dir jetzt ganz warm und weich ums Herz wird.

Du bist eins mit deinem Herzen, und es wird dich auf deinem Weg der Liebe und Heilung begleiten.

Und nun nimm zum Abschluss nochmal ganz bewusst die Offenheit und liebevolle Verbundenheit mit deinem Herzen in dir auf und lass sie dich in deinem Alltag begleiten.

Dann atme zuerst ganz bewusst in deinen Herzraum, dann in deinen Schoßraum und dann öffne sanft deine Augen.

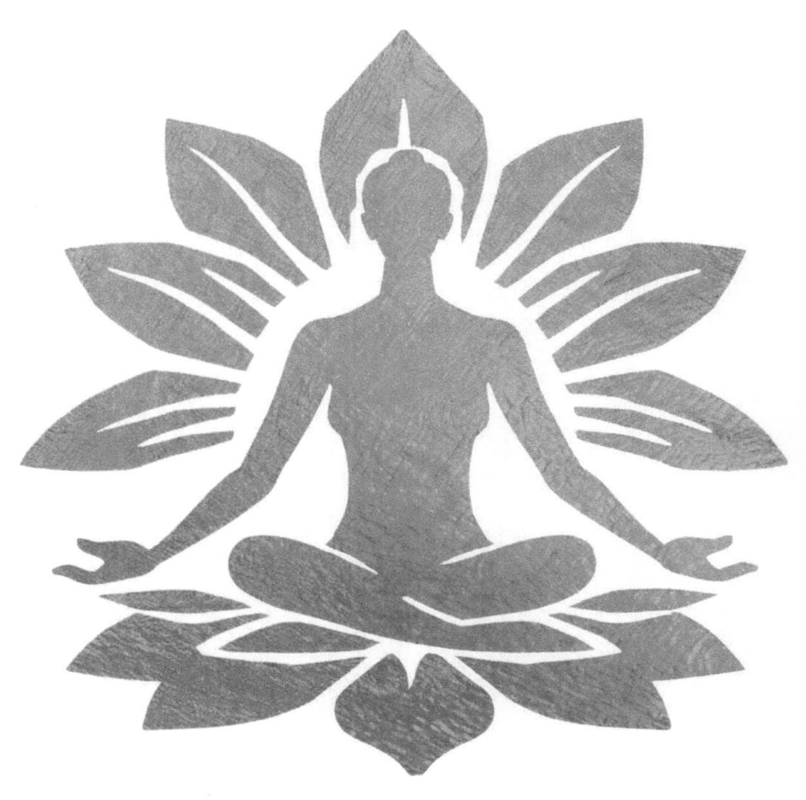

Möge diese Meditation dir helfen, eine tiefere Verbindung zu deiner inneren Wärme und Lebensfreude zu finden und dich mit ihrer Strahlkraft beleben.

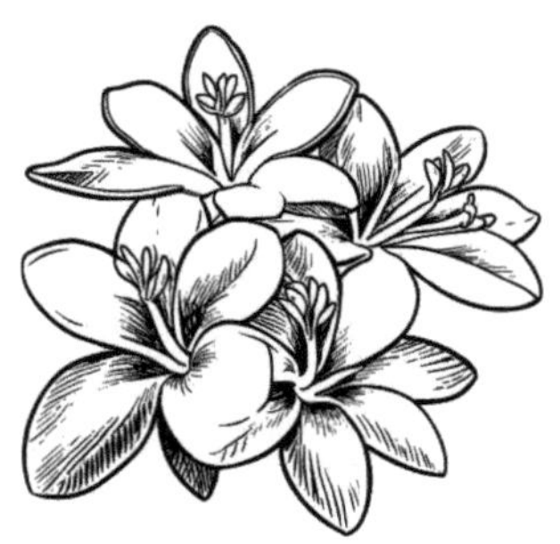

Tau der Lebensfreude

Eine meditative Reise zum Auftauen des inneren Eises.

Willkommen zu dieser magischen Meditation, die dich auf eine Reise zum Schmelzen deines inneren Eises mitnimmt.

Finde nun im Sitzen oder Liegen eine ruhige und bequeme Position. Schließe ganz sanft deine Augen und erlaube dir, dich nun ganz auf den sanften und beruhigenden Fluss der Wärme in deinem Herzen einzulassen.

Beginne damit, deine Aufmerksamkeit und Konzentration auf deinen Atem zu lenken. Spüre, wie du mit jedem Atemzug die Energie der Herzlichkeit aufnimmst und dich mit der kraftvollen Liebes deines Herzens verbindest.

Stell dir vor, wie du dich langsam in einen frostigen, nebligen Raum begibst, der verborgenen Raum deines Herzens, wo das Eis der Abweisung, Enttäuschung und Verschlossenheit herrscht. Fühle die Kälte, die deine Seele umgibt, und spüre die Eisblöcke, die du in deinem Herzens wachsen lassen hast.

Und nun lass aus der Mitte deines Herzens, direkt aus deinem Seelenfeuer eine Flamme aufsteigen. Jetzt. Diese Flamme bringt dein inneres Eis sanft zum Schmelzen.

Spüre die sanfte Wärme, die sich immer mehr in dir ausbreiten, von deinem Herzens aus, deinen ganzen Brustkorb durchströmt, weiter in deinen Schoßraum fließt, bis in jeder deiner Finger- und Zehenspitzen. Ganz mühelos, jetzt.

Sieh das schmelzende Eis vor dir und fühle die Wärme
in deinem verbundenen Herzen, fühl seine wärmende
Liebe, die Güte, die Schönheit, das Mitgefühl, die Zuversicht.

Dein inneres Eis ist geschmolzen und es ist die Quelle
der Freude und deines wirklichen Potentials.

Nimm dir noch einen Moment, um diese Erfahrung zu
integrieren. Fühle, wie du eins bist mit deinem Herzen
und deinem Seelenfeuer. Lass es dich auf deinem Weg
des Wachstum begleiten, egal wohin du gehst.

Dann kehre langsam zurück in den Raum und öffne
sanft deine wunderschönen Augen. Trage die liebevolle Wärme deines Herzens in deinen Alltag und lass
sie dich auf deinem Weg begleiten.

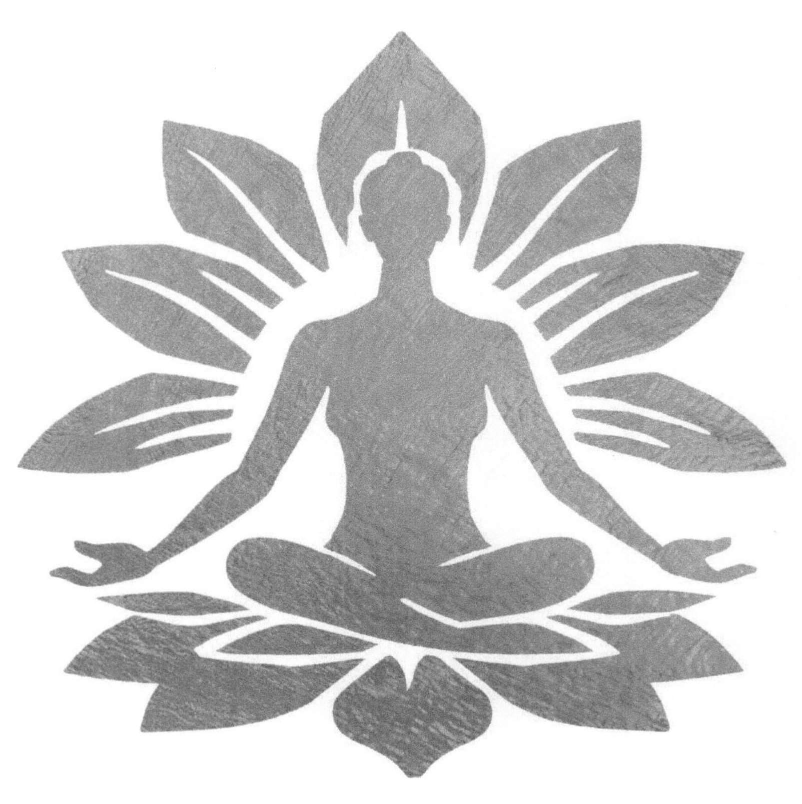

Möge dir diese Meditation eine tiefere
Verbindung mit deiner Energiequelle, frische
Kraft und Lebendigkeit schenken.

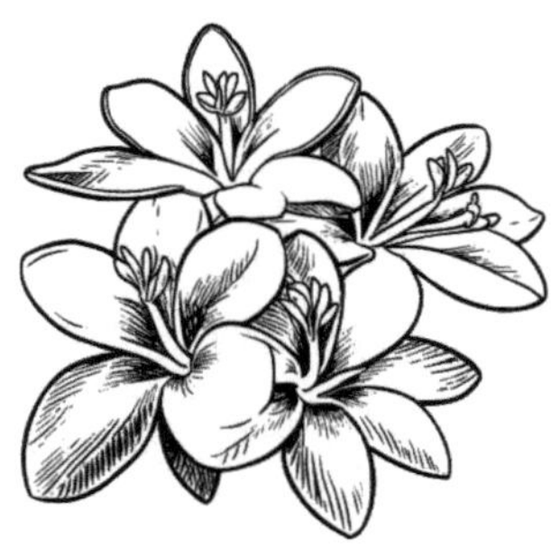

Sonnenaufgang der Energie

Eine Mediation für einen energiegeladenen Start in deinen Tag.

Willkommen zu dieser Meditation, die dir Energie für deinen neuen Tag schenkt.

Setz dich aufrecht hin und mach es dir ganz bequem. Schließe deine Augen und erlaube dir, ganz präsent im gegenwärtigen Moment zu sein.

Beginne damit, deine Aufmerksamkeit auf deinen Atem zu lenken. Stell dir vor, du bist am Meer, an einem wunderschönen Strand mit weichem Sand. Gleich geht die Sonne am Horizont auf und alles wird in eine wunderschöne violette Farbe gehüllt.

Spüre, wie du mit jedem Atemzug die Energie des Sonnenaufgangs in dich aufnimmst und dich mit der Kraft des neuen Tages verbindest.

Stell dir vor, wie du dich langsam in das leuchtende Licht des Sonnenaufgang begibst, ein heiliger Moment voller Potential und Möglichkeiten. Fühle die Präsenz dieser beitragenden Energie, wie sie dich mit auf eine Reise zu einem erfolgreichen Tag nimmt. Voller Stärke, voller Schaffenskraft, voller Elan.

Nimm dir einen Moment, um die Kraft in dir zu spüren, die strahlende Energie, die belebende Vitalität und unendliche Lebendigkeit. Du bist ein Wesen des Lichts, geboren aus der Frische des Morgens.

Spüre die tiefe Verbundenheit, die du mit deinem
neuen Tag teilst, voller Abenteuer, neuen Chancen und
Möglichkeiten, dich frei zu entfalten.

Erlaube dir selbst, dich ganz von der Schönheit und
Energie des neuen Tages tragen zu lassen, energie-
geladen und bereit für magische Momente und
Begegnungen. Dieser Morgen ist deine Inspiration, die
magische Quelle deiner Motivation.

Gestärkt und genährt, voller Zuversicht und Vertrauen
öffnest du nun deine wunderschönen Augen. Hab
einen wundervollen magischen Tag.

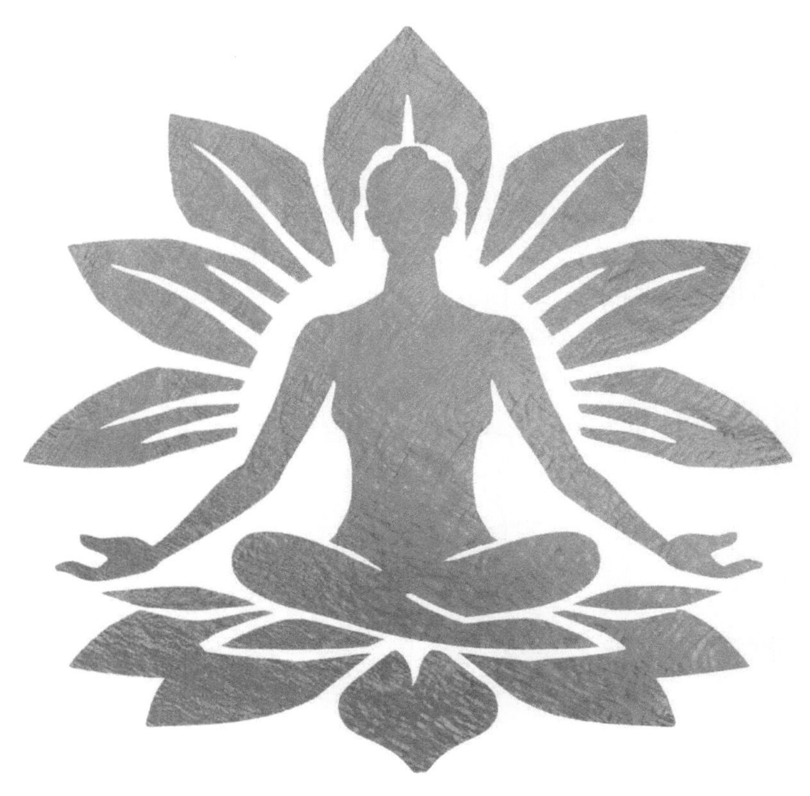

Möge dir diese Meditation dabei helfen, deine
Selbstliebe zu stärken und dich daran erinnern,
dass du es wert bist, bedingungslos geliebt zu
werden, von dir selbst und von anderen.

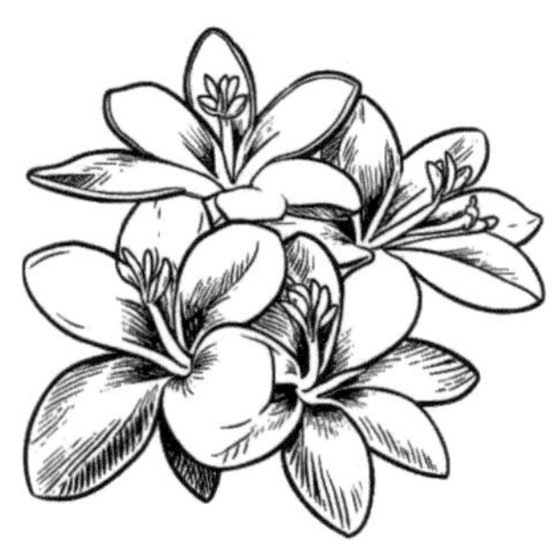

Strahlen der Selbstliebe

Eine magische Mediation zum Erblühen deiner Selbstliebe.

Willkommen zu dieser magischen Meditation, die dir selbst Liebe und Respekt verleiht.

Schließe behutsam deine Augen und spüre die sanfte Bewegung deines Atems, während du dich nun in eine bequeme Position begibst. Lass jetzt alle äußeren Gedanken los und tauche ganz in die Stille deines inneren Seins.

Atme ganz ruhig tief ein und aus, ganz ruhig tief ein und aus. Erlaube dir, dich mit der liebevollen Energie des Universums zu verbinden. Stell dir vor, wie sich um dich herum ein warmes, goldenes Licht bildet, das die Essenz der Selbstliebe trägt.

Fühle, wie dieses Licht dein Herz berührt und dich mit seiner heilenden Kraft vollkommen auffüllt.

Spüre die Liebe und Wertschätzung, die es für dich bereithält, und erlaube dir, sie jetzt vollkommen anzunehmen.

Stell dir vor, wie du dich selbst in den Armen hältst und dir liebevolle Worte zusprichst: wie wertvoll und einzigartig zu bist, wie sehr du dich liebst und respektierst, genau so, wie du bist.

Erlaube dir, jetzt alle deine Zweifel und Selbstkritik loszulassen und dich stattdessen von einer tiefen Selbstakzeptanz und Selbstliebe erfüllen zu lassen.

Du bist schön, du bist mutig, du bist stark, du bist vollkommen, so wie du bist.

Spüre, wie sich ein Gefühl der tiefen Geborgenheit und des Seelenfriedens in dir ausbreitet, während du dich in dieser liebevollen Umarmung der Selbstliebe sicher und geborgen fühlst.

Erlaube dir, in diesem Moment vollständig zu erblühen und deine wahre innere Schönheit zu erkennen.

Bleibe noch einen Moment lang in dieser heiligen Verbindung mit der Selbstliebe und genieße die Liebe und das Licht, die dich umgeben.

Wenn du bereit bist, dann öffne behutsam deine Augen und kehre mit einem Gefühl der bedingungslosen Liebe in deinen Alltag zurück.

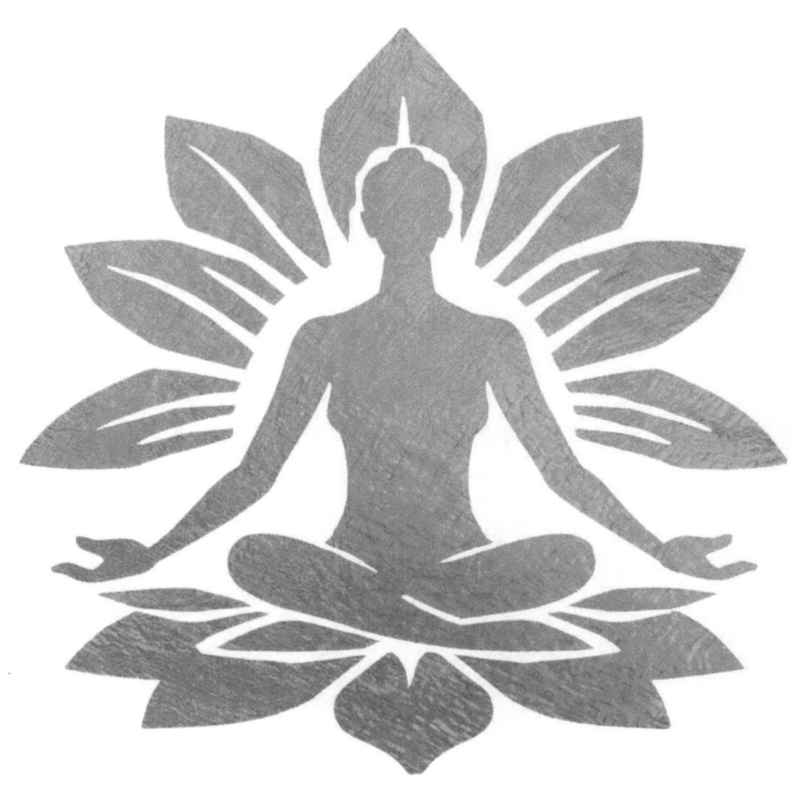

Möge dich diese Meditation mit deiner
kraftvollen Zukunft verbinden und dich in ihrer
Vision bestärken.

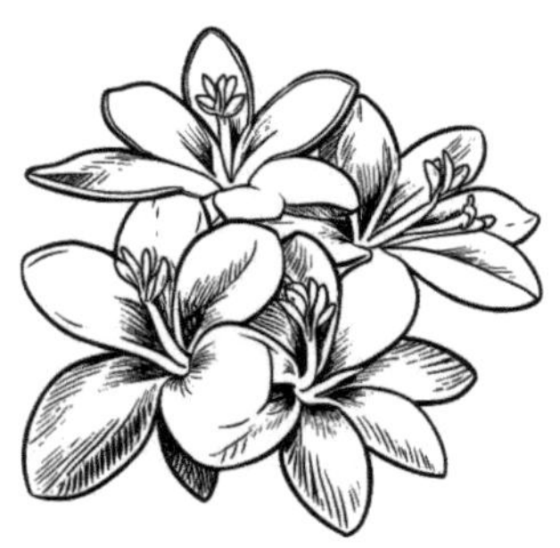

Zauber der Zukunft

Eine meditative Reise zur Visualisierung deiner Kraft und Selbst-Empowerment.

Willkommen zur geführten Reise in deine kraftvolle Zukunft und Vision.

Mach es dir ganz bequem, so bequem wie möglich und schließe deine Augen. Lenke deine Achtsamkeit auf deinen Atem. Atme ganz bewusst tief ein und aus, tief ein und aus.

Erlaube dir, dich ganz auf den sanften Fluss deiner Zukunftsvision einzulassen. Spüre, wie du mit jedem Atemzug die Energie einer erfüllten Zukunft in dich aufnimmst und dich mit deinem Selbst-Empowerment verbindest. Es geht ganz leicht. Es ist ganz leicht.

Stell dir vor, wie du dich langsam in den strahlenden Glanz deiner Zukunft begibst. Es ist eine goldene Zukunft voller Potential und unendlicher magischer Möglichkeiten.

Fühle die Präsenz deiner Vision, und lass sie einfach in dir aufsteigen. Egal was es ist, lass es einfach geschehen. Beobachte, was und wie sie sich zeigt.

Spüre die Stärke in dir, die beflügelnde Kraft, deine unendliche Potenz. Du bist ein schöpferisches Wesen, geboren aus der Weisheit des Herzens, verbunden mit dem göttlichen Universum.

Fühle die göttliche Ordnung in deiner Vision. Alles entwickelt sich zum Besten für dich.
Du bist geliebt und getragen.

Spüre das stärkende Band, das dich mit deiner
strahlenden Zukunft verbindet als ihre Erschafferin,
ihre kreative Schöpferin. Fühle ihre Liebe, die dich mit
ihrer sanften Kraft und Zuversicht bestärkt.

Nimm dir noch einen Moment, um diese magische
Erfahrung des Selbst-Empowerment mit allen Sinnen
zu empfinden. Du bist eins mit deiner strahlenden
Zukunft, und sie wird dich auf deinem Weg der
Manifestation und Erfüllung begleiten.

Langsam kehre nun in den Raum zurück und öffne
sanft deine wunderschönen Augen. Trage die liebevolle Verbindung und die Kraft deiner Zukunft in
deinem Alltag bewusst mit.

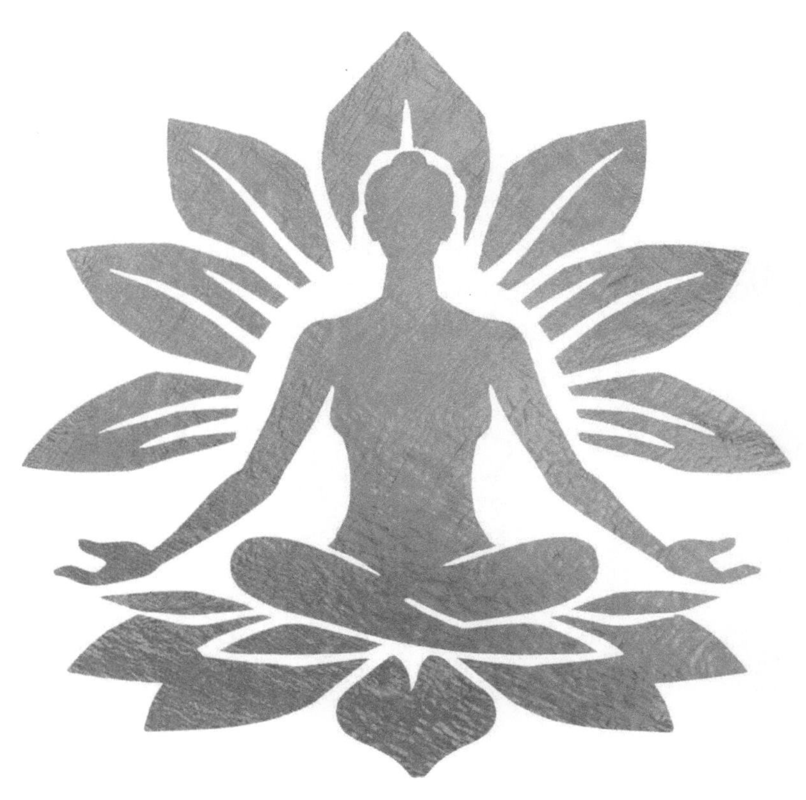

Möge dir diese Heilmeditation helfen, das
Vertrauen in deinen Körper zu stärken und deine
innere Kraft zu entfalten.

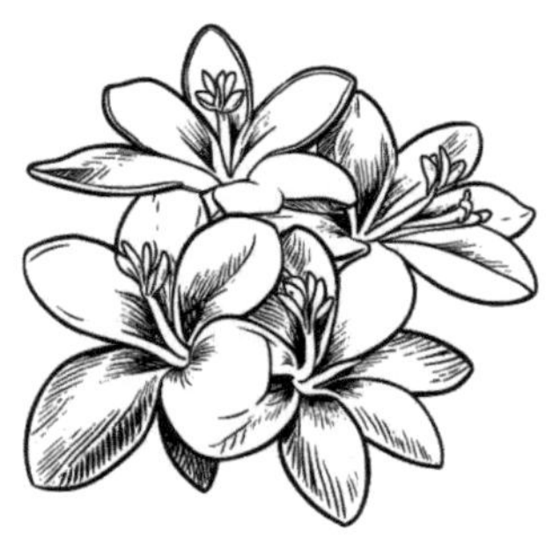

Wurzeln des Selbstvertrauens

Eine Meditation zur Stärkung des Vertrauens in deinen Körper.

Willkommen zu dieser Meditation, die dir neues Vertrauen in deinen Körper und Selbstvertrauen schenken wird.

Schließe sanft deine Augen und finde eine bequeme Position, in der du dich gleich vollkommen entspannen kannst. Atme tief ein und aus und spüre, wie sich dein ruhiger Atem gleichmäßig in deinem ganzen Körper ausbreitet.

Nimm dir nun einen Moment, um dich ganz bewusst mit deinem Körper zu verbinden. Spüre den Boden unter deinen Füßen, die Kleidung auf deiner Haut und die sanfte Bewegung deines Körpers beim Atmen.

Fühle die innere Weisheit und Kraft, die in dir wohnt und erlaube dir, in diesem Moment ganz präsent in deinem Körper zu sein.

Stell dir vor, dass du dich in einem sicheren Raum, umgeben von warmen, heilenden Licht befindest. Spüre, wie dieses Licht sanft in deinen Körper strömt, jeden Muskel entspannt und jede Zelle mit Liebe und Heilung erfüllt.

Stell dir nun vor, wie du deinem Körper dankst für all die wunderbaren Dinge, die er tagtäglich für dich tut- für das Atmen, das Bewegen, das Fühlen.

Spüre die tiefe Dankbarkeit, die aus deinem Herzen aufsteigt, und erkenne die unendliche Liebe und Weisheit, die in dir wohnen.

Und während du dich weiterhin auf deinen Atem konzentrierst, erlaube dir, alle Ängste und Zweifel, alle Enttäuschung oder Unsicherheit loszulassen, du du vielleicht deinem Körper gegenüber noch hast.

Lass sie los und löse sie auf. Lass sie los und löse sie auf. Lass sie einfach von dir abfließen.

Erlaube dir, dich von einem tiefen Gefühl des Vertrauens und der Zuversicht erfüllen zu lassen. Jetzt.

Fühle, wie dieses Vertrauen in deinem Körper wurzelt wie ein starker Baum, der fest im Boden verankert ist. Spüre, wie sich diese Verbindung zu deinem Körper stärkt und dich mit einer inneren Ruhe und Gelassenheit erfüllt.

Erlaube dir, in diesem Gefühl der Verbundenheit und des Vertrauen zu verweilen, so lange du es möchtest.

Und dann, wenn du bereit bist, kehre mit einem Gefühl der Ruhe, der Akzeptanz und des Friedens in deinen Alltag zurück. Öffne deine wunderschönen Augen.

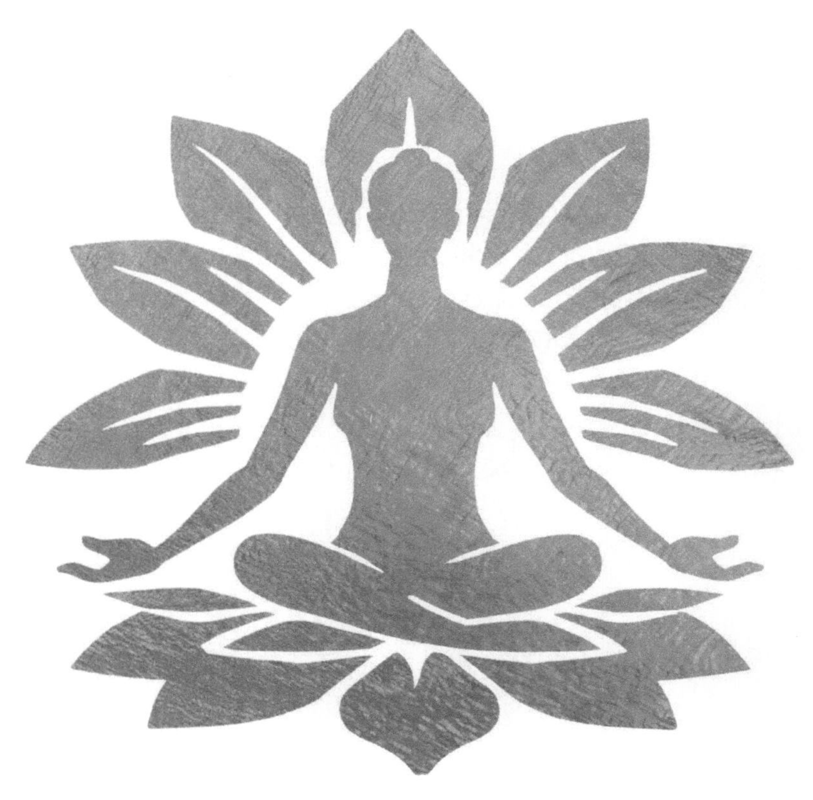

Möge diese Meditation dir helfen, die Kraft der Geduld in dir zu erkennen und zu nutzen, um dich selbst und andere mit Liebe und Mitgefühl zu begleiten.

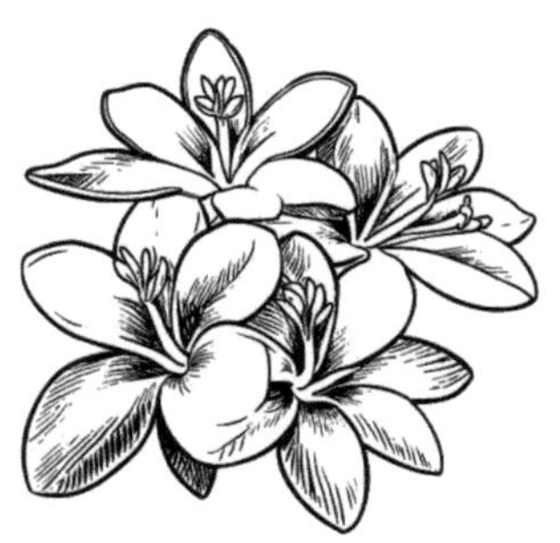

Fluss der Geduld

Eine magische Meditation zur Annahme von sich selbst und anderen.

Willkommen zu dieser Meditation, die dir mehr Geduld und Gelassenheit schenkt.

Wir werden gleich in die sanfte Strömung der Geduld eintauchen. Schließe dazu behutsam deine Augen und lass deinen Atem deinen ganzen Körper durchfluten, von deinem Scheitel bis zur Sohle. Spüre, wie jede Einatmung Ruhe und Gelassenheit in dich bringt, und jede Ausatmung Spannungen und Unruhe fortspült.

In diesem heiligen Raum der Selbstannahme erlaube dir, die kraftvolle Energie der Geduld zu erspüren. Sie ist wie ein ruhiger Fluss, der dich durch die Höhen und Tiefen des Lebens trägt und dir gelassen die Zeit gibt, zu wachsen und zu blühen.

Fühle die Welle dieses Flusses um dich herum, wie er dich sanft umhüllt und dich auf deiner Reise zu dir selbst begleitet. Er ist ein Ausdruck der Liebe und des Mitgefühls, den du für dich selbst und für andere empfindest.

Erlaube dir, geduldig mit dir selbst zu sein, ohne Selbstkritik, ohne Bewertung oder Urteile. Du bist ein Meisterwerk ständiger Entwicklung, und jeder Schritt auf deinem Weg ist ein wertvoller Beitrag zu deinem Wachstum und deiner Entfaltung.

Eine tiefe Ruhe und Zufriedenheit breitet sich nun in dir aus, wenn du die Geduld in dein Leben einlädst und ihr vertraust.

Du bist im Einklang mit dem Fluss des Universums, im Gleichklang mit seiner zeitlosen Weisheit.

Bleibe noch einen Moment in dieser heiligen Verbindung mit dem Fluss der Geduld und spüre die Gelassenheit, die von ihm ausgeht. Fülle dich ganz damit auf.

Wenn du bereit bist, dann öffne behutsam deine Augen und kehre mit einem Gefühl der Ruhe und des Friedens in deinen Alltag zurück.

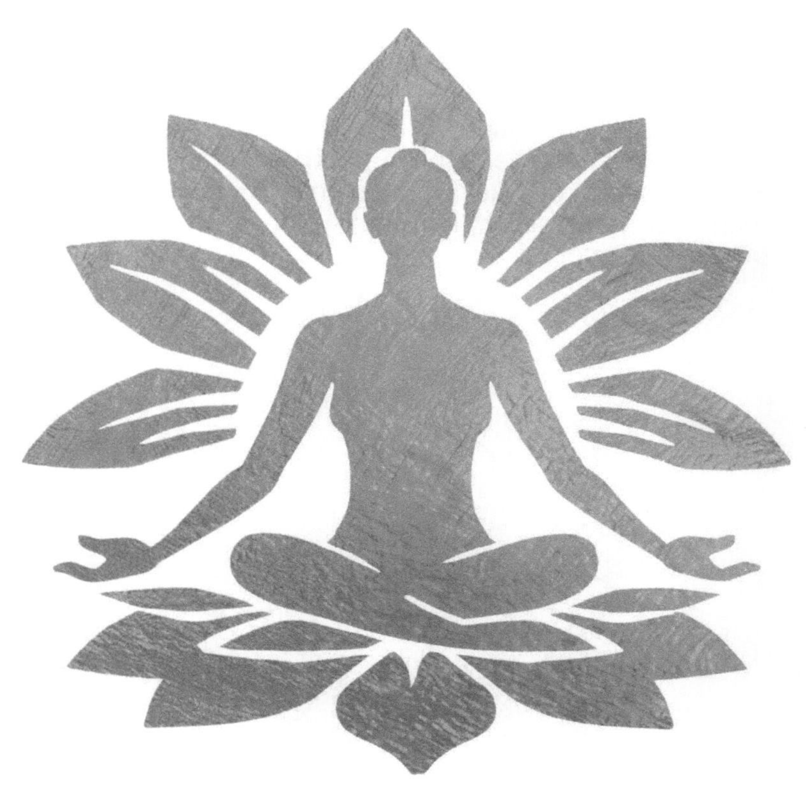

Weitere Anregungen zur fortführenden Vertiefung

Diese Praktiken können einen wertvollen Beitrag zu deiner täglichen Selbstpflege und inneren Balance leisten. Nimm dir die Freiheit, mit ihnen zu experimentieren und finde heraus, welche für dich am besten funktioniert!

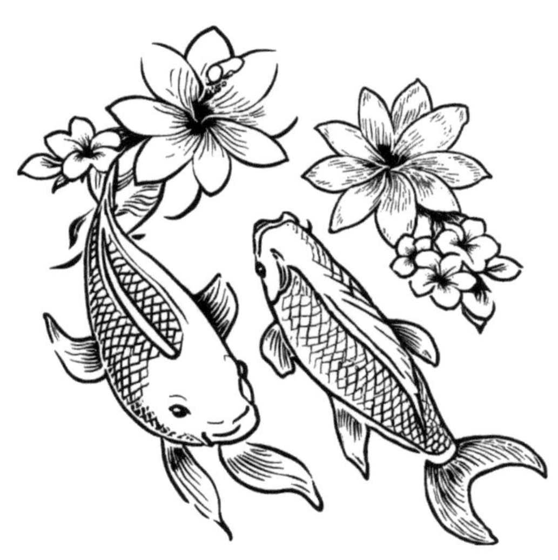

Die Macht der Selbstbestätigung

Auf den kommenden Seiten werden wir nun eintauchen in die magische Welt der Affirmationen und Mantras- kraftvolle Werkzeuge, die dir helfen können, deine Gedankenmuster positiv zu umzuformen, dein Bewusstsein zu erheben und dein Leben zu verwandeln.

In einer Welt, die on- und offline oft von Angst, Negativität und Selbstzweifeln geprägt ist, sind Affirmationen und Mantras wie Lichtstrahlen, die die Dunkelheit durchdringen und den Weg zum Selbstbewusstsein und zur Selbstliebe erhellen. Sie sind wie magische Zauberformeln, die die Kraft haben, deine Realität zu formen und deine innere Welt aktiv zu gestalten.

Die Praxis der Selbstbestätigung hat die Kraft, tiefgreifende Veränderung in deinem Leben herbeizuführen. Durch das wiederholte Aussprechen und Fühlen positiver Affirmationen und Intensionen kannst du dein Unterbewusstsein neu programmieren und negative Glaubenssätze lösen. Affirmationen sind nicht nur Worte- sie sind kraftvolle Instrumente, die deine Wahrnehmung, auch in Bezug auf deinen Körper, transformieren können. Indem du diese positiven Aussagen regelmäßig in deinen Alltag integrierst, öffnest du dich für die unendlichen Möglichkeiten des Lebens.

In diesem Kapitel wirst du eine Vielzahl pragmatischer, hochschwingender Affirmationen und positiven Ausrichtungen entdecken, die alle darauf abzielen, deine innere Überzeugung zu stärken, deine Selbstliebe zu fördern und dein spirituelles Wachstum zu begleiten. Von der Bestätigung deiner eigenen Schönheit bis hin zur Manifestation deiner Träume- diese Worte sind wie Schlüssel, die die Türen zu einem Leben voller Liebe, Fülle und Erfüllung öffnen können.

Also lass dich von der Macht der Worte verzaubern und tauche ein in die Welt der Selbstbestätigung. Mögen diese Affirmationen, Mantras und Geschichten dir helfen, deine eigene Göttlichkeit zu erkennen und dein Leben mit Liebe und Licht erfüllen.

Nimm dir Zeit, diese Affirmationen, Mantras und hochschwingenden Worte zu fühlen und sie Stück für Stück in deinen Alltag zu integrieren. Viele von ihnen mögen vielleicht simpel klingen. Sprich sie dennoch ganz bewusst, langsam und laut aus, schreibe sie auf oder wiederhole sie immer wieder in Gedanken. Je mehr du dich mit diesen positiven Aussagen und Intensionen verbindest, desto mehr wirst du ihre transformative Kraft in deinem Leben spüren.

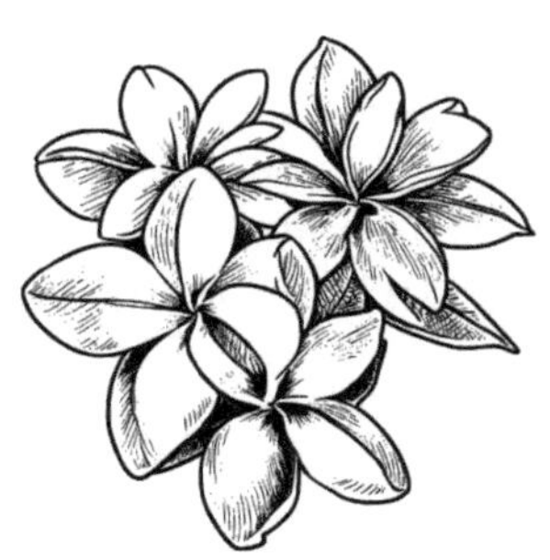

Selbstliebe und Selbstwert

„Ich bin genug, genauso wie ich bin.“

Du bist einzigartig und gänzlich vollkommen in deiner Individualität. Diese Affirmation hilft dir, deinen eigenen Wert anzuerkennen und dich selbst bedingungslos zu lieben.

„Ich bin schön, innen und außen.“

Schönheit ist mehr als nur das Äußere. Diese Affirmation erinnert dich daran, dass wahre Schönheit von innen kommt und strahlt- beginnend mit schönen Gedanken.

„Ich bin stolz auf meine Erfolge und wachse mit jeder Herausforderung.“

Jeder Schritt, den du machst, ist ein Fortschritt. Diese Affirmation ermutigt dich dazu, zu recht stolz auf deine Leistungen zu sein und aus deinen Herausforderungen zu lernen.

Gesundheit und Heilung

„Mein Körper ist stark, gesund und voller Energie.“

Dieses Mantra unterstützt dich dabei, eine positivere Einstellung zu deiner körperlichen Gesundheit zu entwickeln, den Fokus auf Heilung zu legen und dich vitaler zu fühlen.

„Ich höre auf meinen Körper und gebe ihm, was er braucht.“

Indem du auf deine körperliche Bedürfnisse hörst, förderst du deine Heilung und dein Wohlbefinden.

„Ich lasse jetzt alle Schwere, alle Schmerzen und alle Beschwerden los.“

Diese Affirmation hilft dir, körperliche und emotionale Schmerzen loszulassen und neuen Raum für Heilung zu schaffen.

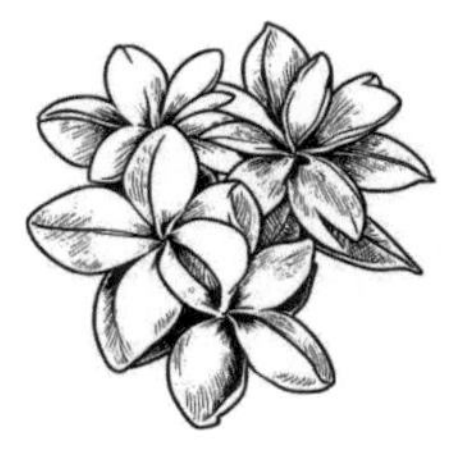

Fülle und Manifestation

„Ich ziehe mit Leichtigkeit Fülle und Wohlstand in mein Leben.“

Öffne dich für die unendliche Fülle des Universums. Diese Affirmation zieht positive Energien und mehr Möglichkeiten in dein Leben.

„Ich manifestiere mir jetzt meine Träume mit Leichtigkeit und purer Freude.“

Glaub an deine Träume und erlaube dir, sie in dein Leben zu ziehen.

„Das Universum unterstützt mich in allem, was ich tue.“

Hab Vertrauen in die Unterstützung des Universums. Das stärkt deine Verbindung zur Fülle des Lebens und kann dir helfen, deine Ziele zu erreichen.

Spiritualität und Wachstum

„Ich bin im Einklang mit meiner inneren Weisheit und Intuition.“

Deine innere Stimme leitet dich. Dieses Mantra stärkt deine Verbindung zu deiner weiblichen Intuition und das Vertrauen in deine innere Führung.

„Ich öffne mein Herz für die Liebe und Weisheit des Universums.“

Öffne dein Herz und erlaube der universellen Weisheit und Liebe, durch dich zu fließen.

„Ich bin ein strahlendes Licht der Liebe und Heilung.“

Erkenne das Licht in dir. Diese Affirmation erinnert dich daran, dass du ein Leuchtfeuer der Liebe und Heilung bist.

Innere Stärke und Resilienz

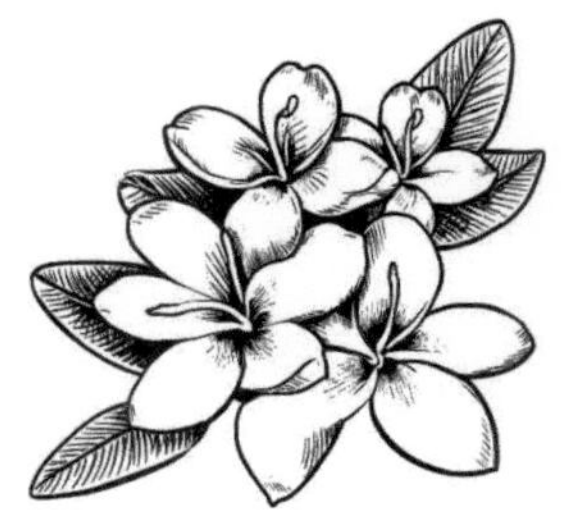

„Ich bin mutig und vertraue dem Fluss des Lebens."

Mut und Vertrauen sind Schlüsselqualitäten. Diese Affirmation ermutigt dich, dem Leben zu vertrauen und mutig vorauszugehen.

„Ich lasse alle Ängst und Zweifel los."

Befreie dich von Ängsten und (Selbst-)Zweifeln, um wieder Platz für positive Energien und Selbstvertrauen zu schaffen.

„Ich bin ein unendliches Wesen aus Liebe und Licht."

Dieses Mantra erinnert dich an deine innere Stärke, deine spirituelle Herkunft und unzerstörbare Essenz.

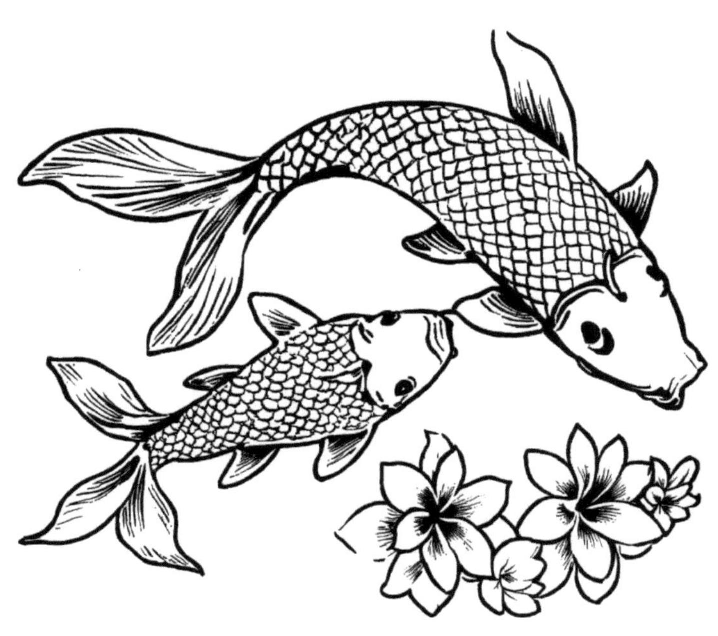

Atemtechnik-
Tiefes Bauchatmen

Diese Atemtechnik, auch Zwerchfellatmung genannt, hilft dir, Stress abzubauen und die Entspannungs-reaktion in deinem Nervensystem auszulösen.

Setz dich dazu bequem hin oder lege dich flach auf den Rücken. So geht's: Lege eine Hand auf deinen Bauch und die andere Hand auf deine Brust. Atme tief durch die Nase ein, so dass sich zuerst dein Bauch ausdehnt und dann deine Brust. Halte den Atem für einen Moment an und atme dann langsam und gleich-mäßig durch den Mund aus. Wiederhole diese Atmung für mehrere bewusste Atemzüge und spüre, wie sich deine Muskeln entspannen und deine Gedanken zur Ruhe kommen.

Mit etwas Übungsfortschritt kannst du diese Atmung später auch im Sitzen, z.B. am Schreibtisch aufrecht sitzend oder im Auto an einer roten Ampel wartend praktizieren.

Achtsamkeitsübung-
Body Scan

Setze oder lege dich dazu bequem hin und schließe sanft deine Augen. Beginne, deine Aufmerksamkeit auf deinen Atem zu lenken und spüre, wie er in deinen Körper ein- und ausströmt. Dann beginne damit, deine Aufmerksamkeit langsam von deinen Füßen zu deinem Kopf zu bewegen, indem du jeden Teil deines Körpers nacheinander vor deinem inneren Auge scannst, von deinem Kopf bis zu deinen Zehen. Achte dabei auf jegliche Empfindungen, Spannungen oder Unbehagen und versuche, sie einfach nur zu beobachten, ohne sie zu bewerten oder zu verändern.

Lass jede Anspannung mit jedem Ausatmen bewusst los und spüre, wie sich dein Körper mit jeder Minute entspannter und leichter anfühlt.

Magisches Dankbarkeitstagebuch

Dankbarkeit ist ein kraftvolles Werkzeug zur Heilung und Transformation. Indem du regelmäßig Dankbarkeit praktizierst, öffnest du dich mehr und mehr für hochschwingende, positive Energien und stärkst somit ganzheitlich dein Wohlbefinden. Das wird noch mehr Situationen, Menschen und Gelegenheiten in dein Leben ziehen, für die du dankbar sein kannst. Denn gleiches zieht gleiches an. Außerdem erhöht die Schwingung der Dankbarkeit die feinstoffliche Energie deines gesamten Körpersystems und ist damit ein Nährboden für weitere Genesung. Das ist wie Magie.

Nimm dir zum Beispiel jeden Abend vor dem Schlafengehen bewusst Zeit, um Dankbarkeit zu praktizieren und deinen Tag Revue passieren zu lassen. Notiere dir dazu mindestens drei Dinge oder Begebenheiten, für die du wirklich dankbar bist. Sie können noch so klein oder groß sein, alltäglich oder außergewöhnlich. Lass deine Dankbarkeit für diese Dinge in deinem Herzen bewusst aufleben, während du sie aufschreibst. Fühle sie! Unsere Herzenergie ist sehr stark und wirkt wie ein magischer kraftvoller Magnet im Universum. Betrachte diese Gegebenheiten als Geschenke des Lebens und spüre, wie sich dein Herz mit jedem Eintrag in dein Dankbarkeitsbuch mit noch mehr Dankbarkeit und Freude erfüllt. Diese Übung mag vielleicht zu einfach erscheinen, doch sie hilft dir, deine Perspektive auf das Leben zu verändern und mehr Freude, Zufriedenheit und Leichtigkeit in deinen Alltag zu bringen.

Journaling Prompts

Hier sind einige inspirierende Reflexionsfragen, die dir helfen können, tiefer in deine Dankbarkeitspraxis einzutauchen, die positiven Aspekte des Lebens noch bewusster wahrzunehmen und die Magie im Alltäglichen zu entdecken. Nutze dein Dankbarkeitsbuch, um die Synchronizitäten, die magischen und die wertvollen Momente festzuhalten und die transformative Kraft der Dankbarkeit zu verstärken.

Morgenreflexion:
- Wofür bin ich heute Morgen dankbar, noch bevor der Tag richtig begonnen hat?
- Welche kleinen und großen Abenteuer erwarten mich heute, und wie kann ich ihnen mehr meiner Aufmerksamkeit schenken?

Selbstliebe:
- Was schätze ich an mir selbst am meisten?
- Wie habe ich heute für mich selbst gesorgt und wie hat das mein Wohlbefinden verändert?

Heilung und Körperbewusstsein:
- Welcher Teil meines Körpers hat heute besonders gut „funktioniert" und warum bin ich jetzt so dankbar dafür?
- Wie kann ich mir und meinem Körper noch mehr Liebe und Aufmerksamkeit schenken?

Beziehungen und Verbundenheit:
- Welche Menschen in meinem Leben haben mir heute Freude und Unterstützung geschenkt?
- Wie habe ich heute jemanden geholfen oder Liebe gegeben, und wie hat sich das auf mich ausgewirkt?

Natur und Umgebung:

- Welche Schönheit in meiner Umgebung hat mich heute beeindruckt oder berührt?
- Wie hat die Natur mir heute Heilung und Frieden geschenkt?

Erfahrungen und Erkenntnisse:

- Welche Lektion oder Erfahrung hat mich heute bereichert?
- Wofür bin ich heute besonders dankbar, was ich vielleicht sonst übersehen hätte?

Herausforderungen und Wachstum:

- Welche Herausforderung hat mir heute eine wertvolle Lektion gelehrt?
- Wie hat mich eine schwierige Situation heute stärker oder weiser gemacht?

Innere Ressourcen:

- Welche inneren Ressourcen und Fähigkeiten haben mir heute geholfen, meinen Tag zu meistern?
- Wie hat meine Intuition oder innere Weisheit mich heute geleitet?

Kreativität und Inspiration:

- Was hat mich heute inspiriert und wie hat das meine Kreativität beflügelt?
- Welche neuen Ideen oder Projekte haben mich heute erhellt?

Abendreflexion:

- Was war das Schönste, das mir heute passiert ist?
- Welche drei Dinge haben mich heute am meisten erfüllt und wie kann ich sie morgen wiederfinden und darüber hinaus kreieren?

Geschichten zum Träumen

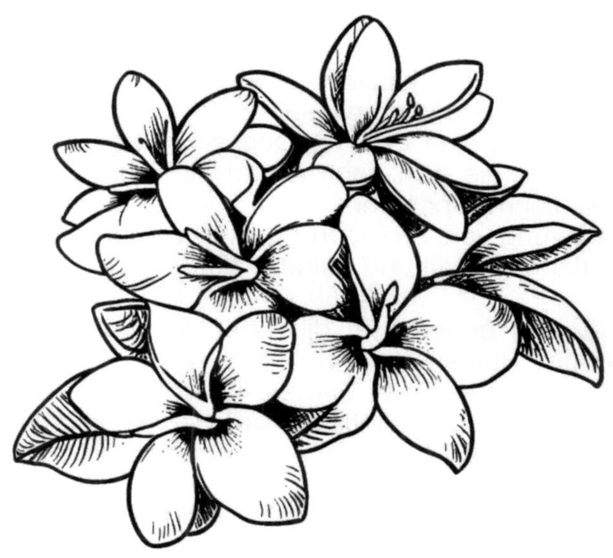

Der Schmetterling

Begleite eine Raupe auf ihrer erstaunlichen Reise der Verwandlung und entdecke die Wunder der Metamorphose. Lerne, wie du deine eigenen inneren Prozesse der Transformation umarmen kannst und dich in einen strahlenden Schmetterling verwandelst, der seine Flügel ausbreitet und die Welt mit seiner Schönheit bereichert.

In den verwunschenen Gärten der Seele jeder erwachsenen Frau lebt eine Raupe, die sich in einem Kokon der Unsicherheit und Selbstzweifel befindet. Sie durchlebt eine Zeit der Dunkelheit und des Wandels, in der sie sich nach einem Licht am Ende des Tunnels sehnt. Doch tief in ihrem Inneren spürt sie eine leise Ahnung von Veränderung, eine verborgene Sehnsucht nach Freiheit und Selbstentfaltung.

Tag für Tag beobachtet die Frau die metaphorische Reise der Raupe, die scheinbar wahllos und unbedeutend zwischen den Blättern kriecht. Dabei erkennt sie ihre eigene Geschichte in der schimmernden Schönheit dieses unscheinbaren Wesens.

Wie die Raupe webt auch sie ihren eigenen Kokon aus Zweifel, Angst und Unsicherheit, unfähig zu erkennen, welch wunderschöner majestätischer Schmetterling in ihr schlummert.

Doch während die Tage vergehen und der Kokon der Transformation sie umhüllt, geschieht etwas Wunderbares: Eine stille Metamorphose beginnt. Inmitten der Dunkelheit ihres Kokons erwacht die Frau zu einer neuen Wahrnehmung ihrer selbst und der Welt um sie herum. Sie spürt, wie ihre Flügel langsam wachsen und sich bereit machen, den Kokon zu verlassen, um in die Weiten des Lebens zu fliegen.

Als der Tag der Verwandlung endlich kommt, bricht die Frau aus ihrem Kokon hervor und entfaltet ihre Flügel in der strahlenden Sonne des Neuanfangs. Wie ein wunderschöner Schmetterling steigt sie empor, getragen von der Kraft ihrer eigenen inneren Transformation. In diesem Moment erkennt sie, dass die Dunkelheit und die Prüfungen des Lebens nicht das Ende, sondern nur den Anfang einer neuen Reise markierten- einer magischen Reise voller Schönheit, Freiheit und Selbstentfaltung.

Erkenne, dass selbst in den dunkelsten Momenten die Möglichkeit zur Transformation und zur Entfaltung verborgen liegt.

Möge diese Geschichte dein Herz berühren und dich ermutigen, deine eigenen Flügel auszubreiten und zu neuen Höhen aufzusteigen.

Die Lotusblume

Tauche ein in die Welt der Natur und entdecke die symbolische Bedeutung der Lotusblume, die aus dem Schlamm emporsteigt und zur Schönheit erblüht. Erfahre, wie auch du aus schwierigen Zeiten gestärkt und erneuert hervorgehen kannst, und finde Inspiration in der Kraft und Reinheit dieser wundersamen Blume.

In einem magischen Teich, tief verborgen im Herzen des dichten Waldes, blühte eine wundersame Lotusblume. Tag für Tag streckte sie ihre zarten Blütenblätter dem Himmel entgegen, als würden sie nach Licht und Wärme dürsten. Doch das Besondere an dieser Blume war nicht etwa ihre äußere Schönheit, sondern ihre Herkunft.

Denn die Lotusblume wuchs in einem schlammigen Gewässer, umgeben von Unrat und Verwesung. Ihre Wurzeln waren tief in den modrigen Boden verankert, und doch schien sie davon unberührt zu bleiben. Jahr für Jahr trotzte sie den widrigen Bedingungen und erblühte in ihrer ganzen Pracht.

Die Menschen, die von der Existenz der Lotusblume hörten, waren erstaunt über ihre ungewöhnliche Schönheit und fragten sich, wie eine Blume, die in solch trüben Wasser wuchs, solche Anmut und Reinheit entfalten konnte. Doch die Lotusblume antwortete ihnen stets mit einem stillen Lächeln und sagte: „Ich bin nicht trotz des Schlammes schön, sondern gerade wegen ihm. Denn durch die Dunkelheit und den Schmutz habe ich gelernt, das Licht und die Reinheit umso mehr zu schätzen.“

So wurde die Lotusblume zum Symbol der Hoffnung und Erneuerung, die selbst in den dunkelsten Zeiten des Lebens erblühen kann. Sie lehrte die Menschen, dass Schönheit nicht nur in äußeren Umständen zu finden ist, sondern vor allem in der inneren Kraft, die es ermöglicht, selbst aus den widrigsten Bedingungen zu erblühen.

Und so blüht die Lotusblume noch heute in den magischen Teichen dieser Welt, und ihre Botschaft der Hoffnung und Erneuerung hallt durch die Jahrhunderte hindurch, um die Herzen derer zu berühren, die sie hören wollen.

Möge diese Geschichte von der Lotusblume dich inspirieren, deine innere Schönheit und Stärke auch inmitten der Dunkelheit und der Widrigkeiten des Lebens zu erkennen und zu entfalten.

Die Wellen des Ozeans

Spüre den Rhythmus des Ozeans und lass dich von den unaufhörlichen Wellen der Veränderung tragen. Erkenne, dass du wie der Ozean selbst beständig und unerschütterlich sein kannst, auch wenn sich das Leben in ständiger Bewegung befindet, und finde Frieden in der Gewissheit, dass du immer wieder auftauchen wirst.

In den unendlichen Weiten des Ozeans liegt eine tiefe Ruhe verborgen, die nur darauf wartet, von denen entdeckt zu werden, die sich nach innerem Frieden sehnen. Diese Geschichte erzählt von einer Reise durch die Wellen des Lebens, auf der Suche nach der Stille inmitten des stürmischen Meeres.

Eine Frau steht am Ufer des Ozeans, ihre Gedanken von Sorgen und Ängsten geplagt. Sie spürt die Wogen des Lebens, die unermüdlich gegen ihre Seele schlagen und sie zu erdrücken drohen. Doch inmitten des Chaos der Wellen spürt sie einen leisen Ruf nach Frieden, der sie ermutigt, sich auf eine Reise in die Tiefen des Ozeans zu begeben.

Auf ihrem nun beginnenden Weg durch die tanzenden Wellen des Meeres begegnet die Frau verschiedenen Herausforderungen und Hindernissen, die ihre Entschlossenheit hart auf die Probe stellen. Doch sie lässt sich nicht entmutigen und taucht immer tiefer in die Fluten ein, auf der Suche nach der verborgenen Ruhe, die sie so dringend braucht.

Als sie schließlich den Grund des Ozeans erreicht, findet die Frau das, wonach sie gesucht hat: die unendliche Stille, die nur durch das sanfte Rauschen der Wellen durchbrochen wird. In diesem Moment erkennt sie, dass der Frieden gar nicht im Vermeiden der Wellen liegt, sondern in der Fähigkeit, sich ihnen hinzugeben und sie als Teils des größeren Ganzen zu akzeptieren.

Mit einem tiefen Gefühl der Gelassenheit und des inneren Friedens kehrt die Frau an die Oberfläche zurück, gestärkt durch die Erkenntnis, dass sie die Wellen des Lebens überwinden kann, indem sie sich auf die Ruhe in ihrem Inneren konzentriert.

Du kannst die turbulenten Wellen des Lebens mit Gelassenheit und Entschlossenheit durchqueren.

Möge diese Geschichte dein Herz tief berühren und deine Seele inspirieren, deinen Frieden inmitten des stürmischen Ozeans des Lebens zu finden.

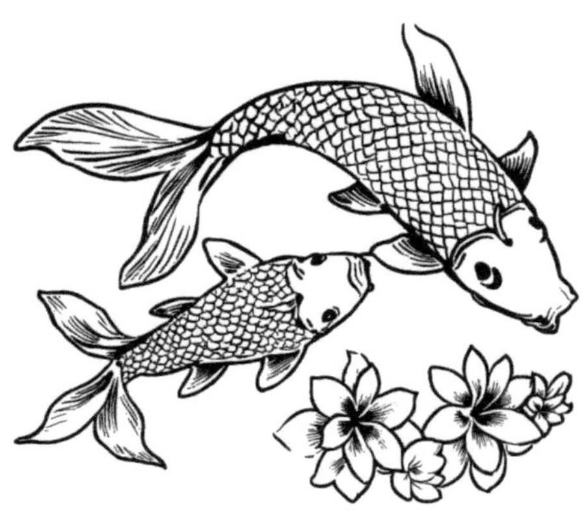

Der Regenbogen nach dem Sturm

Halte inne und betrachte den Himmel nach einem stürmischen Tag, wenn sich ein strahlender Regenbogen über die Landschaft erstreckt. Erkenne die Hoffnung und Erneuerung, die nach jeder Krise oder Herausforderung auf dich warten, und lass dich von der Schönheit und Magie dieses natürlichen Phänomens inspirieren.

In den dunklen Wolken eines Gewitters verbirgt sich oft eine magische Schönheit, die darauf wartet, entdeckt zu werden. Diese Geschichte erzählt von einem Regenbogen, der nach einem Sturm erscheint und Hoffnung und Erneuerung in die Herzen der Menschen bringt.

Nach einem heftigen Sturm steht eine Frau am Fenster und betrachtete die grauen Wolken, die den Himmel bedecken. Sie spürt die Last der Sorgen und Ängste, die sie in den letzten Tagen geplagt haben, und fragt sich, ob es jemals wieder besser werden kann. Doch plötzlich durchbricht ein Strahl aus Licht die dunklen Wolken und zaubert einen wunderschönen, strahlenden Regenbogen an den Himmel.

Die Frau sieht den Regenbogen und fühlt, wie ihr Herz vor Freude aufspringt, als wäre sie ein Kind. Sie erkennt, dass selbst in den dunkelsten Momenten des Lebens ein Licht der Hoffnung leuchtet, das darauf wartet, entdeckt zu werden. Der Regenbogen erinnert sie daran, dass nach jedem Sturm auch wieder Sonnenschein kommt und dass jede Krise die Möglichkeit zur Erneuerung und zum Neuanfang birgt.

Mit einem Gefühl der Zuversicht und des Optimismus

tritt die Frau aus dem Haus und lässt sich vom Anblick des Regenbogens verzaubern. Sie spürt, wie ihre Ängste und Sorgen von ihr abfallen und einem Gefühl der Dankbarkeit und des Friedens Platz machen. In diesem Moment weiß sie, dass sie gestärkt aus dem Sturm hervorgehen wird und dass jeder Regenbogen, der am Himmel erscheint, eine Botschaft der Hoffnung und des Trostes trägt.

Jede dunkle Zeit, durch die du gehst, du wunderschönes Wesen, lässt dich am Ende des Tunnels das Licht der Hoffnung erblicken. Mögest du die Hoffnung erkennen, die selbst in den schwierigsten Momenten des Lebens existiert.

Der Kristall im Dunkeln

Betrete eine geheimnisvolle Höhle und folge einer mutigen Suchenden auf ihrer Suche nach einem verborgenen Schatz. Erfahre, wie auch du in den dunkelsten Momenten des Lebens ein Licht leuchtet und wie du deine eigene innere Stärke finden kannst, um deinen Weg weiter zu gehen.

In einer fernen, von Legenden umworbenen Landschaft gab es eine geheimnisvolle Höhle, die tief im Herzen eines uralten Waldes verborgen lag. Diese Höhle war bekannt für ihre Dunkelheit, die so undurchdringlich war, dass sich kaum jemand hineinwagte. Doch es gab Gerüchte über einen strahlenden Kristall, der in der tiefsten Kammer der Höhle verborgen lag – ein Kristall, der die Kraft besaß, das innerste Licht eines jeden Menschen zu entfesseln.

Eines Tages machte sich eine mutige Suchende auf den Weg, um den sagenumwobenen Kristall zu finden. Sie hatte in ihrem Leben viele dunkle Momente erlebt, doch sie war fest entschlossen, ihre innere Stärke zu finden und das Licht in sich selbst zu erwecken.

Als sie die Höhle betrat, umgab sie eine erdrückende Finsternis. Jeder Schritt war mühsam, und die Stille war fast überwältigend. Doch die Suchende ließ sich nicht entmutigen. Sie wusste, dass sie weitermachen musste, egal wie schwer der Weg sein würde. Mit jedem Schritt, den sie trat, erinnerte sie sich an die Worte ihrer Großmutter: „Selbst in der tiefsten Dunkelheit gibt es immer ein Licht, das den Weg erhellt."

Stunden vergingen, und die Dunkelheit schien endlos. Doch schließlich, als die Frau fast alle Hoffnung verloren hatte, bemerkte sie ein schwaches Glimmen in der Ferne. Mit erneuter Entschlossenheit bewegte sie sich darauf zu. Das Glimmen wurde heller und führte sie zu einer kleinen Kammer, in deren Mitte ein majestätischer Kristall ruhte. Er leuchtete mit einem strahlenden, warmen Licht, das die Dunkelheit um sie herum durchbrach.

Die Frau trat näher und spürte, wie eine Welle der Erleichterung und Freude sie durchströmte. Sie legte ihre Hand auf den Kristall und spürte, wie seine Energie in sie überging. In diesem Moment erkannte sie, dass das Licht, das sie suchte, immer in ihr gewesen war. Der Kristall war nur ein Spiegel ihrer eigenen inneren Stärke und ihres unerschütterlichen Mutes.

Als sie die Höhle verließ, trug sie das strahlende Licht in ihrem Herzen. Die Frau wusste, dass sie, egal welche Dunkelheit ihr in Zukunft begegnen würde, immer das Licht in sich finden konnte, um den Weg zu erhellen. Sie war nun bereit, ihr Leben mit neuer Kraft und Zuversicht zu leben, wissend, dass sie in den dunkelsten Momenten ihres Lebens immer ein Licht finden würde, das sie zum Strahlen brachte.

So lehrt uns die Geschichte von der Suchenden und dem Kristall im Dunkeln, dass auch wir in unseren schwersten Zeiten die Kraft in uns finden können, um zu leuchten. Jede Dunkelheit birgt das Potential für neues Licht, und jede neue Herausforderung kann uns dazu bringen, unsere wahre Stärke zu entdecken.

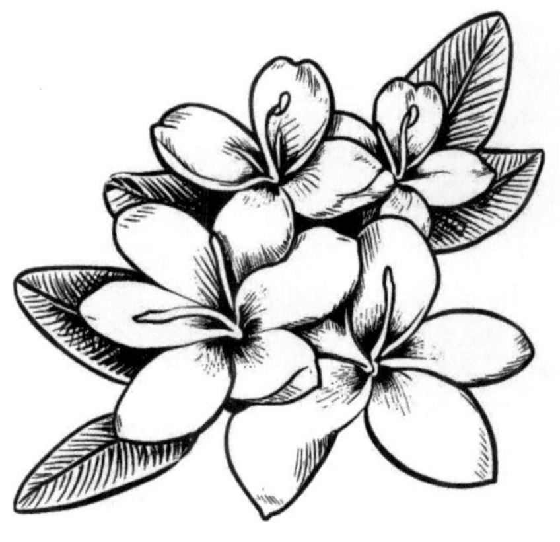

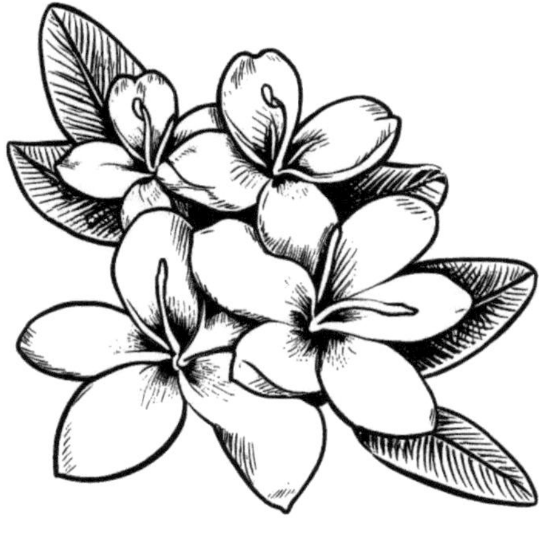

Liebe Leserin,

Mit diesem Buch halte ich ein Werkzeug in den Händen, das nicht nur Wissen und Weisheit vermittelt, sondern auch Raum für Heilung und Selbstentfaltung schafft. Die Reise durch die Yin Meditationen, Geschichten und Affirmationen ist eine Einladung, tiefer in die Verbindung mit dir selbst und deiner weiblichen (Ur-)Kraft einzutauchen.

Es ist mein innigster Wunsch, dass du durch die Inhalte dieses Buches eine heilende Harmonie in dir findest- in deinem Körper, deinem Geist und deiner Seele. Mögen diese Heilmeditationen dir helfen, die Schönheit und Kraft in dir zu erkennen und zu feiern. Mögen die Geschichten und Metaphern dich inspirieren und dir neue Perspektiven eröffnen. Mögen die Affirmationen und Mantras dabei helfen, deine innere Stärke zu festigen und deine Selbstliebe zu nähren.

Ich lade dich ein, die Meditationen auch in Audioform zu erleben. Über den folgenden Link kannst du dir die geführten Heilmeditationen herunterladen und noch tiefer eintauchen:

www.linktr.ee/heilendeharmonie

Falls du auf deinem Weg der Heilung und Selbstentfaltung weitere Unterstützung benötigst oder einfach das Bedürfnis nach einem Gespräch hast, stehe ich dir gern zur Seite. Ich biete individuelle Beratung und Begleitung an, um dich noch intensiver auf deinem individuellen Weg zu unterstützen. Gemeinsam können wir deine persönlichen Herausforderungen meistern und deine Reise zu mehr Wohlbefinden und innerem Frieden gestalten.

*Für mehr Informationen oder um einen Termin zu verein-
baren besuche meine Webseite oder kontaktiere mich
direkt:*

*www.yonimagie.com
kontakt@yonimagie.com*

*Alles Liebe und viel Freude bei deiner Reise,
Deine Silvia*

*Hier kommst du zu den Audios, zum Bonusmaterial und gib
mir dort gern auch Feedback. Deine Meinung zählt!*